解密按摩
療法寶典

劉明軍、張欣 著

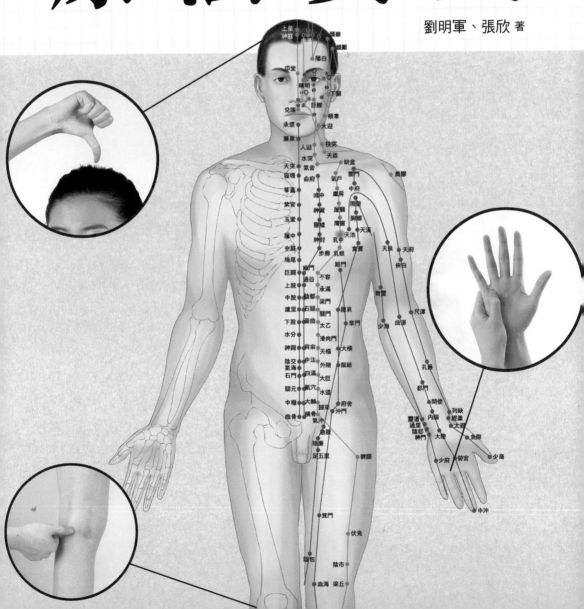

CONTENTS

目錄

PART 01

解密指壓療法，發掘療疾金礦

PART 02

實施前，需先掌握操作要領與方法

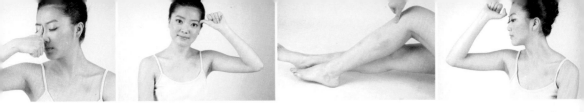

PART 03
每天按一按、壓一壓，調理臟腑更健康

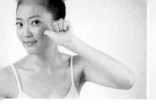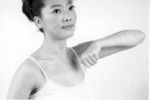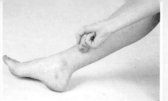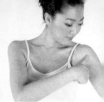

PART 04
每天按一按、壓一壓，是最好的美容養顏藥

PART 05
每天按一按、壓一壓，亞健康不見了

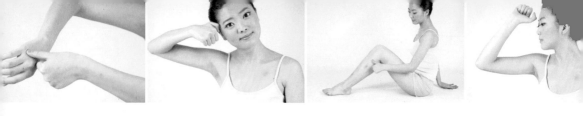

PART 06
點點按按，擺脫常見病困擾

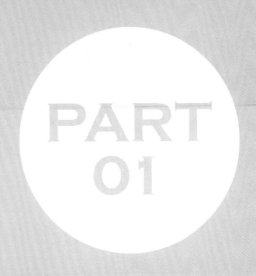

PART
01

解密指壓療法
發掘療疾金礦

指壓的歷史源遠流長，《醫宗金鑒》是這樣認識指壓療法的：「一旦臨證，機觸於外，巧生於內，手隨心轉，法從手出。」指壓療法是在經絡學說的指導下，以剛柔相濟之勁力，用「指」在體表穴位上施之或揉或運或拿或點的手法，刺激經絡、臟腑，達到防治疾病目的的一種療法。指壓可以調節人體的生理功能，促進新陳代謝，產生補虛瀉實、清熱散寒、消積祛瘀、溫通發汗的作用，達到經絡通暢、氣血調和、陰平陽秘、精神乃治、祛病強身、益壽延年之目的。

一、認識經絡，瞭解腧穴

（一）認識經絡及其屬性

經絡包括「經脈」和「絡脈」。經脈有十二條，與臟腑直接相連且構成表裡關係，是經絡系統中縱行的主幹。絡脈是經脈別出的分支，有「別絡」、「浮絡」和「孫絡」之分，縱橫交錯，網絡全身。

經脈與絡脈相連續，遍布全身，形成一個縱橫交錯的網絡，通過有規律地循行和聯絡交會，組成了經絡系統。經絡運行氣血，聯絡臟腑，溝通內外上下，把人體五臟六腑、肢體官竅及皮肉筋骨等組織緊密地聯結成一個有機的整體。

十二經脈根據各經所聯繫的臟腑的陰陽屬性以及在肢體循行部位的不同，可以分為手三陰經、手三陽經、足三陰經、足三陽經四組（見左圖）。

手三陰經：手太陰肺經，手少陰心經，手厥陰心包經。

手三陽經：手太陽小腸經，手陽明大腸經，手少陽三焦經。

足三陰經：足太陰脾經，足少陰腎經，足厥陰肝經。

足三陽經：足太陽膀胱經，足陽明胃經，足少陽膽經。

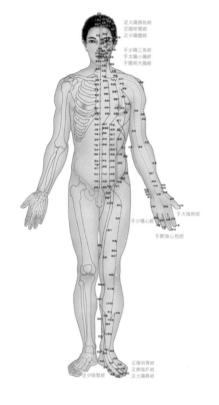

人體經絡示意圖
（藍色代表陽經，紅色代表陰經）

（二）腧穴的作用和分類

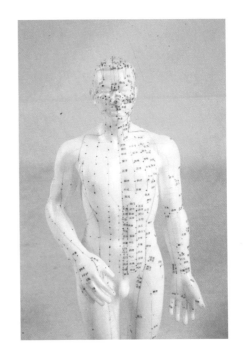

腧穴是人體臟腑經絡之氣輸注出入於軀體外部的特殊部位，既是疾病的反應點，又是針灸臨床治療的刺激點。身體的某一部位或者器官出現不適時，人們就會在某些部位進行叩擊、按摩、指壓、針刺等操作，可以減輕痛苦，於是就把這個部位視為人體上的「穴位」。

人體的腧穴大致可分為十四經穴、奇穴、阿是穴三類。

1.**十四經穴**：是指具有固定的名稱和位置，且歸屬於十二經和任脈、督脈十四條經的腧穴。這類腧穴具有主治本經和所屬臟腑病症的共同作用，因此歸納於十四經脈系統中，簡稱「經穴」。十四經穴共有 361 個，是腧穴的主要部分。

2.**奇穴**：是指既有一定的名稱，又有明確的位置，但尚未歸入或不便歸入十四經系統的腧穴。這類腧穴的主治範圍比較單純，多數對某些病症有特殊療效，因其未歸入十四經系統，故又稱「經外奇穴」。歷代對奇穴記載不一。目前，原國家技術監督局（現更名為國家品質監督檢驗檢疫總局）發佈的《經穴部位》，對 48 個奇穴的部位確定了統一的定位標準。

3.**阿是穴**：是指既無固定名稱，也無固定位置，而是以壓痛點或其他反應點作為針灸施術部位的一類腧穴。又稱「天應穴」、「不定穴」、「壓痛點」等。唐代藥王孫思邈《備急千金要方》記載：「有阿是之法，言人有病痛，即令捏其上，若裡當其處，不問孔穴，即得便快成痛處，即雲阿是，灸刺皆驗，故曰阿是穴也」。大意是說，捏拿患者身體相關部位，如果與病情相關，患者會不由自主地喊出：「啊，是！」阿是穴無固定數目。

二、指壓療法是怎樣代代相傳的

通過指壓刺激穴位來治療疾病，強身健體，是中華民族傳統的醫療保健方法，也是中國醫學的重要組成部分，早在兩千多年前成書的《黃帝內經》中所涉及的指壓療法內容頗豐。《素問·舉痛論篇》中：「寒氣客於腸胃之間，膜原之下，血不得散，小絡急引故痛，按之則氣血散，故按之止痛。」《靈樞·雜病》曰：「心痛，當九節次之，按已刺，按之立已，不已，上下求之，得之立已。」《靈樞·五邪》曰：「邪在肺，則病皮膚痛，寒熱，上氣喘，汗出，咳動肩背，取之膺中外俞，背三節五臟之傍，以手疾按之，快然，乃刺之，取之缺盆中以越之」。後來，晉·葛洪《肘後備急方》裡有「令爪其病人人中，取醒」以救猝死的記載。明·楊繼洲《針灸大成》所記載的許敬庵治腰痛的醫案中，因其「性畏針，遂以手指于腎俞穴行補瀉手法」取得了較好的療效。

近代孫秉彝《針灸傳真》中記載：「指針無疏于金針，金針補瀉，不外上下迎隨；指針補瀉，亦不外上下迎隨。知用針之訣者，即知用指之訣焉。」提出指標亦有一套獨特的補瀉理論。

三、指壓療法備受歡迎的原因

1. 操作簡便

此法不用針、不打針、不用任何醫療器械，只用醫者的雙手為患者治療，它經濟、方便、快捷、實用。在治療過程中，不受體位的限制、不受場所的約束，可以在田邊地頭、茶餘飯後、辦公會談、乘車坐船、聊天散步等場合，隨時隨地可醫治。

2. 無副作用

指壓療法具有療程短、痛苦小，不存在懼針與感染問題，無併發症和後遺症的特點，效果

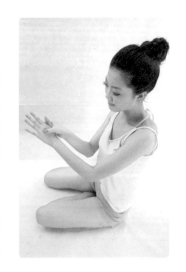

較理想。

3. 易於掌握

指壓療法操作簡單，易學易行；操作部位集中，甚至可以直接選擇疼痛點作為操作部位。

4. 療效顯著

指壓療法在臨床上治療多種疾病均有較好的療效，並集診斷、治療、護理於一體。例如指壓治療糖尿病、尿毒癥、心臟病、高血壓等病症均有較好療效。

在藥品價格不斷提升，醫療費用越來越高，毒副作用與不良後遺症日趨明顯的今天，指壓療法在安全性與治療效果上都有很大優勢。與中醫針灸療法相比，也更具安全性。因此，指壓療法是一種值得研究和大力發展的醫療方法。

四、指壓療法為何能防「未」病、祛百病

指壓療法是以中國傳統醫學中的「經絡學說」、「臟腑學說」、「衛氣營血學說」作為理論基礎，遵循《黃帝內經》中「從衛取氣」、「從營置氣」的補瀉原理，靈活運用指壓療法的各種手法施加於患者，以達治病健身之目的。

中醫認為，只要對穴位進行按壓，就會像在這些地方施針一樣，也可以產生酸、麻、重、脹感，有時這種感覺可以沿著一定的路線在體內傳導。

經大量的臨床實踐證明，指壓療法具有扶正祛邪、疏通經絡、活血化瘀、止痛救急等功能。該療法通過局部的刺激，來動員和調節全身的肌肉、神經、血管以及臟腑器官的功能，使其平衡，消除病理因素，還可改善肌肉的痙攣、萎縮或增強肌肉的張力。

1. 疏通經絡

疏通經絡是指壓治病最主要、最直接的作用。經絡具有「行氣血而營陰陽，濡筋骨，利關節」之功能。經絡不通時氣血運行不暢，從而引起臟腑組織的疼痛，也會引起肢體的麻木。正如《靈樞・經脈》所說：「經脈者，所以能決生死，處百病，調虛實，不可不通。」指壓療法通過刺激穴位，激發調整經氣來疏通經絡，調理氣血，使經絡暢通，氣血調和，並通過經絡途徑從而影響到所連屬的臟腑，使臟腑安和，恢復人體正常生理功能。

2. 扶正袪邪

扶正袪邪是指壓療法的根本法則。《黃帝內經》曰：「邪氣所湊，其氣必虛。」疾病的發生是由於正氣處於相對劣勢，邪氣處於相對優勢。中醫理論經常說「正氣存內，邪不可幹」。指壓療法可使經絡通，五臟和，臟腑功能正常則正氣充足，正能勝邪，則邪退病癒。如經常按壓足三里，可防病保健，延年益壽。

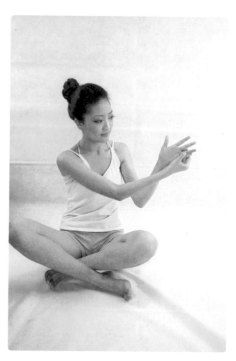

3. 開竅止痛

指壓療法具有開竅醒神，活血止痛的作用。對於休克、暈厥、中暑及各種疼痛病症如頭痛，皆能起到開竅、止痛的治療作用。

4. 調節神經

指壓療法屬於神經反射療法之一，指壓對穴位的刺激，可通過穴位內的神經末梢向中樞傳導，從而可調節中樞神經系統的興奮和抑制。大量的實驗證明，壓力大、頻率快的指壓手法可引起神經興奮；壓力小、頻率慢的指壓手法，可抑制神經的興奮。如失眠時，輕按神門、三陰交，便可使患者在治療時進入睡眠狀態；昏厥時，重而快按人中、湧泉等穴位又可助患者甦醒。

實驗證明，指壓療法通過按壓局部組織，可引起細胞內蛋白質分解，促進毛細血管的擴張，不僅可反射性地引起血液循環加速，帶來營養物質及帶走代謝產物，使局部病灶得以清除，如治療關節炎、扭傷等，而且還可以引起全身血液循環的改變，調節血管功能，從而對人體起到調節作用。另一方面指壓手法對人體體表組織的壓力和摩擦力，可大量消耗和清除血管壁上的脂類物質，對恢復血管壁彈性，改善血管通透性都具有一定的作用。

5. 改善血運

指壓能加速靜脈血管中血液的回流，可促進損傷部位水腫的吸收。由於血管的擴張，降低大循環中的阻力，因此能減輕心臟的負擔，有利於心臟工作。

指壓還能影響血液的重新分配，調整肌肉和內臟血液流量及貯備的分佈狀況，以適應肌肉緊張工作時的需要。

6. 消除疲勞

指壓後可以提高肌肉的工作能力和增強耐力，放鬆肌肉，這比普通的休息能更好地消除肌肉疲勞。指壓能使肌肉中閉塞的毛細血管開放，增加血流量。因而被指壓的肌肉群，能獲得更多的血液供應和營養物質，啟動肌肉的潛在能力，並可增強肌肉的張力和彈性，使其收縮功能和肌力增強，防止肌肉萎縮。

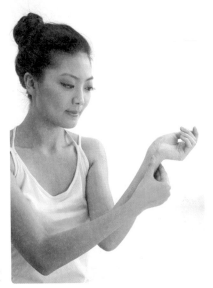

7. 促進運動

指壓對關節、肌肉等運動器官有一定的影響。經過指壓後，韌帶的彈性和活動性可增強，關節周圍的血液循環將更加活躍，從而可以消除關節積液及關節囊腫脹、攣縮的現象；指壓後關節局部的溫度上升，故能祛風散寒，舒筋活血，以減輕和消除由於外傷所致的關節功能障礙。

如上所說，該療法之所以在治療某種疾病時能感到較好的療效，正是因為指壓療法能通過局部的刺激，來動員和調整全身的肌肉、神經、血管以及臟腑器官的功能，使其平衡。指壓雖不是百病皆可治，但在針灸治療範圍內的疾病指壓都能適用治療，雖然有的病種尚需要進一步地實踐和探討。而有些疾病，指壓療法則具有其獨到之處，為其他方法之所不及，如血管神經性頭痛、鼻炎、功能性子宮出血、胃炎、胃潰瘍、遺尿、哮喘等。

五、指壓療法，不可忽視的注意事項

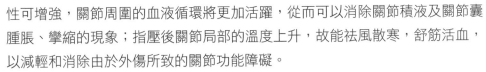

1. 修剪指甲。指甲過短，操作困難；過長容易刺破皮膚。最好把拇指指甲修得與指頂齊平，不要帶尖，手必須進行消毒。

2.保持手暖。天冷時，先將兩手浸在熱水中，使兩手全部溫暖，將手擦乾再做指壓，切忌用冰冷的手接觸病人，以免影響療效。注意對患者保暖，以免感冒。

3.腹腔內有許多臟器，不宜單指點刺，以免影響臟器活動功能。

4.患有皮膚病及器質性病變者，均不宜使用指壓。

5.當風之處不宜做指壓，傳染病人、臟器有壓痛點以及高熱均不宜指壓；過饑過飽、酒醉、勞累過度時不宜指壓。

6.妊娠婦女禁取合谷、三陰交及腹部諸穴進行指壓。

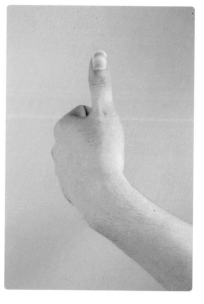

7.患者精神極度緊張或極度疲勞的時候，應休息 30 分鐘。這樣，就可緩解緊張，消除疲勞，有利於促進指壓療法的療效。

PART
02

實施前，需先掌握
操作要領與方法

在實施指壓療法前，事先掌握正確的操作要領
與方法很重要，這可以讓操作刺激到位，達到
最佳的療效，減少因操作不當可能帶來的身體
不適與副作用。而且掌握正確的操作方法，有
助於更流暢地實施指壓療法，增加作用於穴位
上的有效時間。

一、必須掌握的操作方法要領

指壓療法在操作時，醫者常用指、掌、肘等部位直接點按患者，常用的手法有揉、捏、切、點、按、掐等手法，其中最重要、最基本、最廣泛的是「揉法」。

在治療時，醫者將拇、食、中、無名指單置或全置於穴位上，沉肩墜肘，肌肉放鬆，力貫於指端，以手指旋轉回繞於穴位之上，視不同的病情而靈活地給予強弱不同的刺激。刺激太重，力過病所，則會增加患者的痛苦；刺激太輕，又不能達到治療目的，而且影響治療效果。指壓療法在操作時手法要做到熟練靈活、運用自如、得心應手。

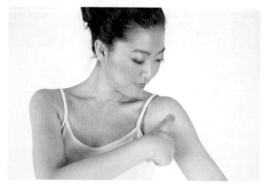

拇、食、中、無名指單置或全置於穴位上，沉肩墜肘，肌肉放鬆，力貫於指端，以手指旋轉回繞於穴位之上，視不同的病情而靈活地給予強弱不同的刺激。

二、具體實施操作的方法

1. 揉法

以手指羅紋面著力，吸定於體表選定的部位上，做輕柔和緩環旋動作，稱為揉法。揉法是指壓療法的基本手法之一，可於全身各個部位。根據操作時

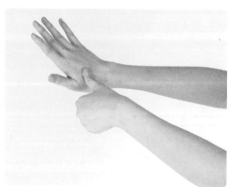

接觸面不同分為拇指揉法和中指揉法。

【手法操作】

「拇指揉法」操作時以拇指羅紋面著力於施術部位，餘四指置於相應的位置以支撐助力，腕關節微懸。拇指及前臂部主動施力，使拇指羅紋面在施術部位上做輕柔的環旋揉動。

「中指揉法」操作時中指伸直，食指搭於中指遠端指間關節背側，腕關節微屈，用中指羅紋面著力於施術部位上，以肘關節為支點，前臂做主動運動，通過腕關節使中指羅紋面在施術部位上做輕柔的左右運動。揉法操作頻率為每分鐘 120 ～ 160 次左右。

【動作要領】

（1）所施壓力要適中。揉法操作時多含有按揉之意，即邊揉邊按，著力較重。
　　　操作時指掌吸定一個部位，帶動皮下組織運動，和體表沒有摩擦動作。

（2）動作要靈活而有節律性。

（3）往返移動時應在吸定的基礎上進行。

（4）揉法操作時要求腕關節保持一定緊張度，便於發力。

【適用部位】

揉法適用於全身各部位經穴、反射區及神經肌肉刺激點。

2. 押法

用手指押按經穴或身體的一定部位的手法。將手指端深深按壓皮膚及皮下組織深部，同時根據病人的體質不同，施以不同力度的指力，使患者感覺局部酸麻脹痛為主。此法在臨床上使用廣泛，可用於組織深部或臟器疾患。

【手法操作】

（1）單指押法：醫者直接用大拇指按壓，拇指
　　　端或拇指羅紋面按壓一定部位或穴位，拇
　　　指接觸點就在大拇指指甲的下方，拇指指
　　　間關節伸直（根據穴位不同或微屈曲），
　　　其他四指的近端指間關節屈曲，拇食二指
　　　分開約 45 度，可將其餘四指伸直。或中指
　　　指端用於穴位按壓，中指伸直，食指和無
　　　名指的指端抵止在中指遠端指間關節的兩
　　　側，拇指指尖抵止在中指遠端指間關節的
　　　側掌面。

（2）雙指押法：醫者做指壓時，兩個大拇指呈

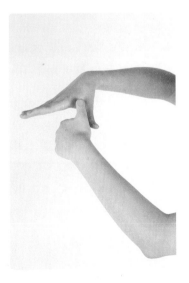

45 度角，雙拇指同時用力壓。操作手法與單指基本相同。

（3）三指捫法：將食、中、無名指靠攏，指頭並齊，操作時三指頭合力按壓。

（4）四指關節捫法：除拇指以外的四指關節屈曲如拳狀，拇指緊靠拳眼，將四指的第一關節突排放在一條直線上，同時按壓施術部位。

【動作要領】

（1）較其他手法時間稍長，一般一個穴位 3 分鐘左右。

（2）當指端按入時，必須逐漸施加壓力，不可突然用力。

（3）撤去指力時，亦需逐漸減輕指力，最後停止。

（4）根據穴位及部位的不同，手法可有所不同，不可拘泥，應做適當變化。

【適用部位】

由於此法操作靈活，可根據不同部位有所變化，適用於全身各處。

3. 捏法

用拇指和其他手指在施術部位做對稱性的擠壓稱為捏法。可用拇、食二指及拇、中二指，或拇指與其他各指，在穴位的上下、左右方向對稱性地相互用力，捏壓在兩個穴位或一個穴位上，另一指或其他各指在對稱的地方。捏法可單手操作，亦可雙手同時操作。捏法也常多用於脊椎部，故稱之「捏脊療法」，又因治療疳積有顯效，而稱之「捏積療法」。

捏脊療法應用時，有「捏三提一」之説法，為臨床治療常用方法。捏積療法在操作過程中，根據病情提捏足太陽膀胱經有關穴位，方法是自尾椎至大椎穴止，捏脊 3 ～ 5 遍，並根據病情在有關穴位上進行提捏。

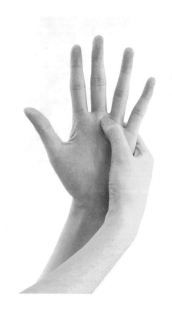

【手法操作】

分為兩種：三指捏法或五指捏法。

（1）患者以坐位或臥位姿勢。

（2）用拇指和食、中兩指相對，挾提皮膚，雙手交替撚動，向前推進。

（3）手握空拳狀，用食指中節和拇指指腹相

對，挾提皮膚，雙手交替撚動，向前推進。

（4）用拇指與食、中二指或其餘四指捏拿皮肉肌筋，著力部位在手指的不斷對合轉動下被捏起，再以手的自然轉動，使皮肉肌筋自指腹間滑脫出來，如此反覆交替捏動。在做相對用力擠壓動作時，要循序移動，均勻而有節律性。

（5）操作術者的拇指與四指的指腹對合力交替、反覆、持續、均勻地捏拿皮肉肌筋。使局部在指不斷對合轉動下捏起再以手的自然轉動，使皮肉肌筋自指腹間滑脫出來，如此反覆交替進行，循序移動。

【動作要領】

（1）捏動時以腕關節用力為主，指關節做連續不斷靈活輕巧地擠捏，雙手同時操作要協調。

（2）捏法要求拇指與其餘手指間要具有持久對合力，須長期習練並結合練功。

（3）施力時拇指與其餘手指力量要對稱，力道均勻柔和，動作連貫有節奏性。

（4）施力時均勻柔和，速度可快可慢，快者每分鐘 100～120 次，慢者每分鐘 30～60 次。

（5）操作時要用指面著力，而不可用指端著力。

（6）力度均勻，剛柔並濟，靈活自如，按其經絡。穴位捏而拿之，不可呆滯，注意保護皮膚。移動應順著肌肉外形輪廓循序進行。

【適用部位】

（1）多用於脊椎部、背部膀胱經、督脈。

（2）用於頸部、四肢等。

4. 切法

以拇指指甲切按於患者的穴位或部位，稱為切法。

【手法操作】

醫者手握空拳，拇指伸直，指腹貼緊在食指中節橈側緣，以拇指指甲著力，吸定在患者需要治療的穴位或部位

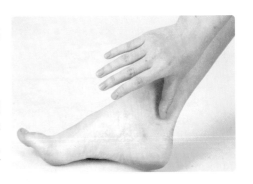

上，逐漸用力進行切掐。操作時用脫脂棉少許，覆蓋在指甲上。指切時力度需要由輕到重，發力緩慢，避免切處發生劇烈疼痛。

【動作要領】

（1）切法操作時應垂直用力切掐。

（2）切法可持續用力，也可間歇性施力。

（3）切法操作結束後，可配合揉法操作，以緩和刺激。

（4）切法不適宜反覆長時間應用，不可切破局部皮膚。

【適用部位】

切法適用於頭面手足部穴位，尤其是部位狹窄的穴位，如迎香、少商等。

5. 循法

醫者用手指順著經脈的循行路線或一定的部位進行輕柔地上下循按，或以手指於所選穴位的四周或沿經脈的循行部位，進行徐緩循按的方法。本法具祛風散寒、通經活絡的作用，並可輔助其他手法進行補瀉。

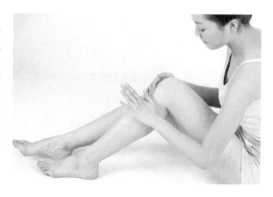

【手法操作】

患者以仰臥或坐的姿勢，醫者四指併攏，以手指的指腹吸定經絡循行路線，沿著經絡循行路線輕柔地循按。或用手指沿穴位所屬經絡循行路線，或穴位上下左右，輕輕按揉叩打，方向宜順經絡方向而行。

【動作要領】

（1）手法要徐和，不可過重和頻率過快。

（2）操作時要求腕關節保持一定緊張度，便於發力。

（3）力度均勻，以患者舒適為主。

（4）應順經而循，不可逆經而上。

【適用部位】

經絡循行路線，以及全身各部經穴的針灸配合使用。

6. 叩法

叩法是指醫者用手指端或空拳底部叩打穴位或一定部位的手法。叩法刺激程度較輕，古有「輕擊為叩」的說法。

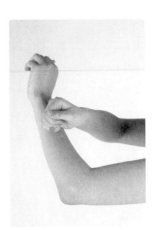

【手法操作】

（1）中指叩法：醫者中指半屈曲狀或伸直，其餘各指虛握空拳，腕關節放鬆做屈伸動作，使中指指端叩擊在穴位或一定部位上。

（2）拳底叩法：醫者手握空拳，以拳的小魚際部和小指部節律性擊打穴位或一定部位。

【動作要領】

（1）叩法操作時動作要輕巧有勁，富有彈性和節律。

（2）叩法操作時腕關節發力，將叩指指端對準選定的穴位或部位上。

（3）叩法操作時節奏感要強，一般兩手要同時操作，左右交替。

【適用部位】

肩背、腰及四肢部。

7. 點沖法

以拇指指端或食指的指間關節突起部著力於一定的部位或穴位上，按而壓之，戳而點之，稱為點沖法。點沖法一般分為拇指端點沖法和屈指點沖法兩種操作方法。「點沖法」作用面積小，刺激性強，適用於全身各部位。對脘腹攣痛，腰腿痛等痛症常用本法治療，具有明顯的「以痛止痛」的功效。

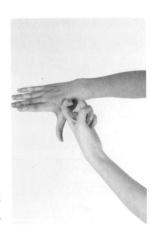

【手法操作】

（1）拇指端點沖法：醫者沉肩，垂肘，肘關節伸直或屈曲，腕部伸平或掌屈，用拇指端點壓體表。

（2）屈指點沖法：用拇指指間關節背側點壓體表，或屈食指近側指間關節點壓體表。

【動作要領】

（1）操作時，分別以各個著力面為支撐點，先輕漸重，由淺而深緩緩向下用力，至一定深度，令受術者產生得氣感後，停留約數秒鐘，再慢慢抬手至起始位置。

（2）點壓方向要與受術部位相垂直，著力要固定，不得滑移。

（3）本法因刺激力強，故不宜多用，更不能長時間使用，要根據病人的體質、病情和耐受性，酌情選用。

【適用部位】

常用在穴位、痛點及肌肉較薄的骨縫處。

8. 壓刮法

以拇指指腹或屈曲的指間關節深壓於穴位或治療部位，待局部產生酸脹感，再做單方向的刮動，稱為壓刮法。「壓刮法」操作力量沉實，刮動有力，具有較好的止痛和解除黏連的作用。

【手法操作】

拇指伸直，以指端或以屈曲的食指指間關節著力於穴位或治療部位上，其餘手指置於相應位置以助力。拇指或指間關節適當用力下壓至一定深度，待患者局部產生酸脹感時，再沿著經絡走行方向或肌纖維、肌腱、韌帶的分布方向做單方向的刮動。若單手指力不足，也可以雙手拇指重疊進行操作。

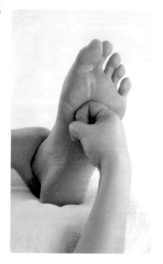

【動作要領】

（1）按壓力與刮動力方向相垂直。

（2）刮動時拇指指腹或屈曲的指尖關節要帶動肌纖維或肌腱、韌帶一起刮動。

（3）力道要由輕到重，實而不浮。

【適用部位】

四肢部、頸項部、肩背部、腰臀部等部位。

PART 03

每天按一按、壓一壓
調理臟腑更健康

人的臟腑器官與全身的經絡、穴位和反射區都有一一對應的關係，經常刺激與臟腑器官相對應的經絡、穴位和反射區，可對臟腑開穴調氣，疏暢臟腑，通調人體全身經絡氣血，因此根據自身的狀況，重點選擇臟器的對應經絡、穴位和反射區進行指壓療法，可以發揮補益和調節臟腑的功能，有強身延年的作用。

養心——血脈順暢循環好

心位居胸腔之內，膈之上，有心包衛護於外。中醫基礎理論認為心為十二官之主，主血脈，藏神明，心陰心血又可濡養心神。心的病理變化可有虛實之分，實證多為痰、飲、火、瘀等阻滯；虛證多為氣血陰陽的虧損。心失所養，則神明心神失養，表現為神情呆滯、注意力不集中、無精打采、面色發白、心神不定或狂躁不安、胡言亂語、心悸、心慌等。而針對心的氣血陰陽的調理，使其維持正常的功能，稱作養心，治療主要偏于心陰的滋養。

一、傳統經穴指壓療法

【選穴】

膻中、中府、章門、氣海、心俞、肺俞、內關、神門、足三里、三陰交

【定位】

膻中：位於前正中線，平第四肋間隙處。

中府：位於胸前臂的外上方，當雲門下 1 寸，平第一肋間隙，距前正中線 6 寸。

章門：位於第 11 肋游離端的下方。

氣海：位於前正中線，當臍下 1.5 寸處。

心俞：位於第 5 胸椎棘突下，旁開 1.5 寸。

肺俞：位於第 3 胸椎棘突下，旁開 1.5 寸。

內關：位於腕橫紋上 2 寸，當掌長肌腱與橈側腕屈肌腱之間。

神門：位於腕橫紋尺側端，當尺側腕屈肌腱的橈側緣凹陷中。

足三里：位於膝眼穴下 3 寸，當脛骨前脊外 1 橫指處。

三陰交：位於內踝高點上 3 寸，當脛骨內側面的後緣。

【操作】

以上各經穴，胸腹部以點沖法或揉法按揉，力度適中，以局部感覺酸脹為主；背腰部以押法按壓，力度稍大，以局部感覺發熱為主；四肢部以切法按壓，以局部感覺酸痛為主，每穴按壓 5 ～ 10 秒鐘，每日操作 1 次，15 ～ 30 天為 1 個療程。

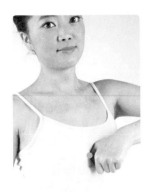

點沖法刺激膻中穴

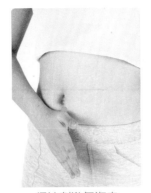

揉法刺激氣海穴

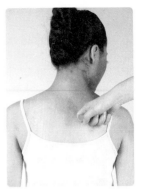

點沖法刺激心俞穴

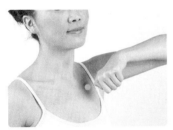

點沖法刺激中府穴

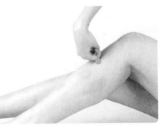

點沖法刺激足三里穴

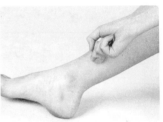

點沖法刺激三陰交穴

【原理】

　　因心的失常與脾、腎、肺、肝的關係密切，故在治療時配合使用其他相應臟腑的經穴，可達到相輔相成的功效。膻中、中府、章門分別為心包、肺、脾之募穴，按壓可調節相應臟腑功能，且膻中為氣會，可補益心氣。內關為心包經絡穴，神門為心經原穴，二穴配合按壓，可以調理心氣，活血通絡，並可安神定志。按壓足三里、三陰交等穴可以補益脾胃，以助生化之源。氣海益氣固陽。以上諸穴相配，心氣得以調理，心血得以充足，五臟和諧，養心安神。

二、現代人體反射區療法

1.足部反射區指壓療法

【選穴】

腎、腎上腺、甲狀腺、心、脾、肝

【定位】

腎：位於雙腳掌第 2、第 3 蹠骨近端，相當於腳掌人字形交叉後方的凹陷、腎
　　上腺反射區的下面。

腎上腺：位於雙腳掌第 2 蹠骨與第 3 蹠骨之間，當腳底部人字形交叉點下凹陷
　　　　處靠外。

甲狀腺：位於雙腳底第 1 蹠骨頭處至第 1、第 2 蹠骨間，向趾端成彎帶狀。

心：位於左腳掌第 4、第 5 蹠骨之間，肺反射區下方，部分被肺反射區遮蓋。

脾：位於左腳掌第 4、第 5 蹠骨間近心端，心臟反射區下方。

肝：位於右腳掌第 4、第 5 蹠骨之間，前端少部分與肺反射區重疊，與左腳心
　　臟反射區大致對稱。

【操作】

　　上述每個反射區以揉推法或壓刮法操作 5 ～ 10 秒鐘，以局部感覺酸脹為
主。每日操作 1 次，8 ～ 10 天為 1 個療程。

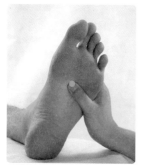
揉法刺激腎反射區

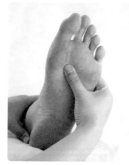
揉法刺激腎上腺反射區

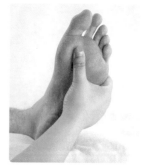
揉推法刺激甲狀腺反射區

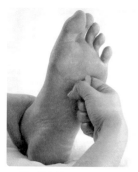
壓刮法刺激心反射區

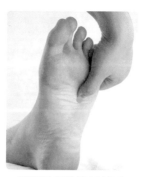
揉推法刺激脾反射區

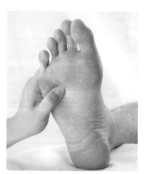
揉推法刺激肝臟反射區

【原理】

心為十二官之主，在西醫中心臟稱為人體的發動機，顧名思義心在人體中扮演著很重要的角色，在身體中心與其他臟腑有著密切聯繫，所以在取反射區時，除了要考慮心臟的反射區外，還要考慮腎臟、脾臟、肝臟等臟腑與心之間的關係，如脾主統血，肝主藏血。同時刺激腎上腺與甲狀腺對全身血管與心肌都有調節作用。故養心時不妨按揉以上的反射區。

2. 手部反射區指壓療法

【選穴】

心臟、甲狀旁腺、腎上腺

【定位】

心臟：位於左手尺側，手掌及手背部第 4、第 5 掌骨體之間遠端。

腎上腺：於雙手掌側第 2、3 掌骨體間，距第 2、3 掌骨頭約 1.5～2.0 公分處。

【操作】

上述每個反射區以點沖法操作 5～10 秒鐘，以局部感覺酸脹為主。每日操作 1 次，8～10 天為 1 個療程。

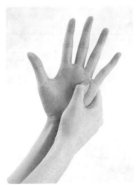
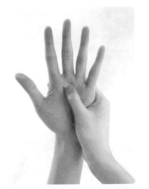

點沖法刺激心臟反射區　　點沖法刺激腎上腺反射區

【原理】

心的疾病還可因身體內腺體分泌失調而引起，像甲狀腺素、腎上腺素分泌的過少皆可引起心臟的不適。刺激上述反射區，可促進激素分泌，使心肌的自律性、傳導性和興奮性都加強了。因此養心少不了對上述反射區的指壓。

三、人體神經幹刺激點指壓療法

【選穴】

頸叢點、胸神經根點、脊髓點

【定位】

頸叢點：位於胸鎖乳突肌後緣中點處。

胸神經根點：位於各胸椎棘突之間旁開 1 寸處。

脊髓點：位於第 2 腰椎以上的各脊椎棘突之間（多用於下頸段及胸段）。

選取各脊髓點時，須按照脊髓節段與脊椎棘突之間的位置關係確定。

【操作】

上述每個神經幹刺激點以撳法刺激 10 ～ 20 秒鐘，以局部感覺酸脹為主。每日操作 1 次，8 ～ 10 天為 1 個療程。

【原理】

對以上各個神經幹刺激點的按揉可有效地調節神經，使氣血調和，陰平陽秘，心神得養，五臟俱安，各司其職。

【日常生活小叮嚀】

（1）飲食要葷素搭配，營養均衡情況下儘量以清淡為主，這樣可以降低血液中的脂肪含量，使血液循環更加順暢。

（2）勞碌憂慮過度易傷心神。故在生活工作中，要儘量達到勞逸結合，保有充足的睡眠。

（3）保持樂觀與健康的心態，忌性情急躁與過喜過悲。

護肝——好心肝，強化氣血

肝位於腹部，膈之下，右肋之內。肝為剛臟，喜條達而惡抑鬱，主疏泄，主藏血，主筋，開竅於目。其病變多與情志有關，臨床表現為脅痛、積聚，鼓脹、眩暈、中風、癭病等。因肝陽易亢，故臨床護肝多以疏肝理氣、清肝瀉火為主。肝臟病變好發於中年人，女性多於男性。

一、傳統經穴指壓療法

【選穴】

率谷、百會、四神聰、章門、期門、日月、肝俞、膽俞、脾俞、大敦、太沖、陽陵泉、足臨泣

【定位】

率谷：位於耳尖直上，入髮際 1.5 寸處。

百會：位於後髮際正中直上 7 寸，頭頂正中處。

四神聰：位於頭頂部，當百會穴前後左右各 1 寸處。

章門：位於第 11 肋游離端的下方。

期門：位於乳頭直下，當第 6 肋間隙處。

日月：位於乳頭直下，當第 7 肋間隙處。

肝俞：位於第 9 胸椎棘突下，旁開 1.5 寸。

膽俞：位於第 10 胸椎棘突下，旁開 1.5 寸。

脾俞：位於第 11 胸椎棘突下，旁開 1.5 寸。

大敦：位於拇趾外側趾甲角旁約 0.1 寸。

太沖：位於足背，當第 1、第 2 蹠骨結合部之前凹陷中。

陽陵泉：位於腓骨小頭前下方凹陷中。

足臨泣：位於足背第 4、第 5 趾間縫紋端 1.5 寸。

【操作】

　　上述穴位中，章門、百會、四神聰以點沖法操作 5 ～ 10 秒鐘，其餘穴位以壓刮法操作 5 ～ 10 秒鐘，以產生酸脹感覺為主。每日操作 1 次，8 ～ 10 天為 1 個療程。

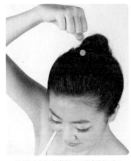
點沖法刺激四神聰穴

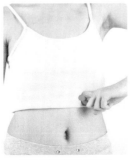
壓刮法刺激日月穴

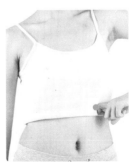
壓刮法刺激期門穴

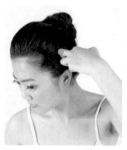
壓刮法刺激率谷穴

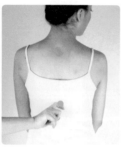
壓刮法刺激肝俞穴

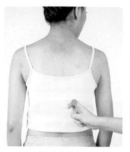
壓刮法刺激膽俞穴

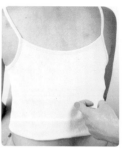
壓刮法刺激脾俞穴

【原理】

　　因肝陽易亢，手法宜用瀉法，選足厥陰肝經穴位章門、期門、大敦、太沖調理肝臟陰陽，還選擇與其為表裡經的足少陽膽經穴位率谷、陽陵泉、日月、足臨泣進行揉按，二者功效相輔相成。背部取肝俞、膽俞、脾俞進行指按，有效地調節臟腑功能，且與肝之募穴期門、脾之募穴章門配合運用，以發揮其協同作用。另外，選擇頭頂部的百會、四神聰等穴，調節神經，有助於睡眠，滋養肝陰，平息肝陽。以上諸穴配合，共奏疏肝、養肝、柔肝之功效。

二、現代人體反射區療法

1. 足部反射區指壓療法

【選穴】

肝、膽

【定位】

肝：右腳掌第 4、第 5 蹠骨之間，前端少部分與肺反射區重疊，與左腳心臟反射區大致對稱。

膽：右腳掌第 3、第 4 蹠骨之間、肺反射區下方、肝臟反射區之內。

【操作】

　　上述每個反射區以壓刮法操作 5 ～ 10 秒鐘，以局部感覺酸脹為主。每日操作 1 次，8 ～ 10 天為 1 個療程。

【原理】

　　肝反射區主治肝臟疾病，故養肝首選該反射區。而膽則是與肝相表裡的腑臟，故選取該反射區進行治療，二者相互配合，能起到良好療效。

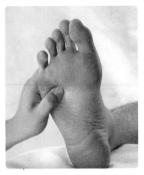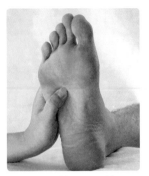

壓刮法刺激肝反射區　　　　　壓刮法刺激膽反射區

2. 手部反射區指壓療法

【選穴】

肝、膽囊

【定位】

肝：右手掌及右手背側，第 4、第 5 掌骨中間。

膽囊：於右手掌和右手背側第 4、第 5 掌骨中間、手掌側，位於肝反射區左下方。

【操作】

　　上述每個反射區以切法操作 5 ～ 10 秒鐘，以局部感覺酸脹為主。每日操作 1 次，8 ～ 10 天為 1 個療程。

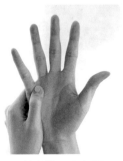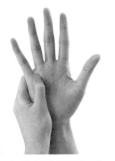

切法刺激肝反射區　　　　　切法刺激胆反射區

【原理】

　　手部選取反射區的原則與足部相同，但要注意手部的操作方法，切法的力度要有一種循序漸進的規律，即「輕→重→輕」的操作規律。

三、人體神經幹刺激點指壓療法

【選穴】

胸神經根點、脊髓點

【定位】

胸神經根點：位於各胸椎棘突之間旁開 1 寸處。

脊髓點：位於第 2 腰椎以上的各脊椎棘突之間（多用於下頸段及胸段）。選取
各脊髓點時，須按照脊髓節段與脊椎棘突之間的位置關係確定。

【操作】

　　上述每個神經幹刺激點以捫法、叩法刺激 10 ～ 20 秒鐘，以局部感覺酸
脹為主。每日操作 1 次，8 ～ 10 天為 1 個療程。

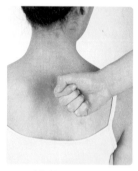 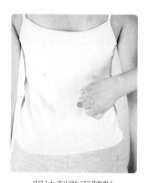

叩法刺激胸神經點　　　　　　　　叩法刺激脊髓點

【原理】

　　胸神經分支分佈於各內臟器官，支配內臟器官的活動。同時脊髓點可參與
調節胸段臟器。以上神經幹刺激點的點揉可有效地調節神經，使肝氣平和，陰
平陽秘，肝得所養，從而達到養肝的目的。

【日常生活小叮嚀】

（1）肝喜疏惡鬱，要儘量做到心平氣和、樂觀開朗。

（2）少吃辛辣食品，多吃新鮮蔬菜、水果，多飲水；忌暴飲暴食。

（3）適當鍛鍊身體，可以強健體魄，又可怡情養肝，如散步、打太極拳、游
　　　泳等。

／健脾——消化吸收好，增強抵抗力／

　　脾位於中焦，膈之下，主運化，主升清，主統血，主肌肉、四肢。脾為太陰濕土之臟，喜溫燥而惡寒濕，得陽氣溫煦則運化健旺。若運化失常，則表現為便溏、腹脹、倦怠、消瘦、生濕痰飲、臟器下垂等。臨床健脾多以溫補脾土為主。

一、傳統經穴指壓療法

【選穴】

中脘、梁門、天樞、脾俞、胃俞、太白、陰陵泉、足三里

【定位】

中脘：位於前腹正中線上，臍中上 4 寸

梁門：位於臍中上 4 寸，當前正中線旁開 2 寸處。

天樞：位於臍中旁開 2 寸處。

脾俞：位於第 11 胸椎棘突下，當旁開 1.5 寸。

胃俞：位於第 12 胸椎棘突下，當旁開 1.5 寸。

太白：位於第 1 蹠骨小頭後緣，當赤白肉際凹陷處。

陰陵泉：位於脛骨內側髁下緣凹陷中。

足三里：位於膝眼穴下 3 寸，當脛骨前脊外 1 橫指處。

【操作】

　　以上各經穴以揉法或捏法操作 5 ～ 10 秒鐘，手法宜輕宜緩，以補為主，以發熱或局部酸脹為主。每日操作 1 次，15 ～ 30 天為 1 個療程。

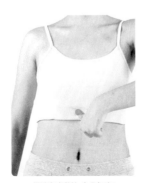
揉法刺激中脘穴

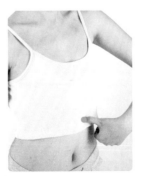
捏法刺激梁門穴

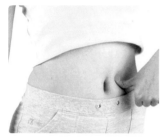

揉法刺激天樞穴

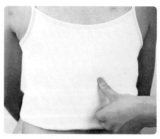

揉法刺激脾俞穴

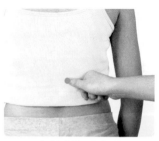

揉法刺激胃俞穴

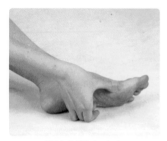

捫法刺激太白穴

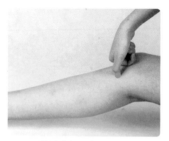

捫法刺激陰陵泉穴

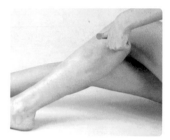

揉法刺激足三里穴

【原理】

　　脾臟喜燥惡濕，易被濕困，臨床健脾多以補土滲濕為宜，所選經穴以足太陰脾經為主穴。中脘為胃之募穴，且中脘為腑會，按壓可調節脾胃功能；太白為脾經輸穴原穴；陰陵泉為脾經合穴，足三里為胃經合穴，按壓足三里、陰陵泉等穴可以補益脾胃，健脾利濕。以上諸穴相配，調理臟腑，健脾養胃。配以俞募穴以增強治療效果。因臨床健脾多溫補脾土，故手法以補為主。

二、現代人體反射區療法

1. 足部反射區指壓療法

【選穴】

脾、胃、十二指腸

【定位】

脾：位於左腳掌第4、第5蹠骨間近心端，心臟反射區下方。

胃：位於雙腳掌第1蹠趾關節後，即第1蹠骨體中段。

十二指腸：位於胰反射區下方，即雙腳掌第1蹠骨近心端。

【操作】

　　上述每個反射區以刮法操作 5 ～ 10 秒鐘，以局部感覺酸脹為主。每日操作 1 次，8 ～ 10 天為 1 個療程。

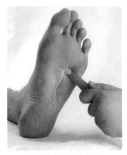
刺激脾反射區

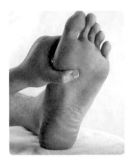
刺激胃反射區

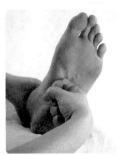
刺激十二指腸反射區

【原理】

　　脾能造血並能儲存血液和參與免疫。若脾臟發生病變，首選脾反射區。又胃與脾臟相表裡，在疾病的發生與轉歸中相互影響，相互傳變，故可選胃反射區加以治療，二者配合，達到健脾養胃之效。

2. 手部反射區指壓療法

【選穴】

脾、胃、胃脾大腸區

【定位】

脾：位於左手掌側第 4、第 5 掌骨間中段遠端。

胃：位於雙手掌第 1 掌骨遠端。

胃脾大腸區：位於手掌側第 1 掌骨拇指中線和魚際橫紋範圍內。

【操作】

　　上述每個反射區以推法操作 5 ～ 10 秒鐘，以局部感覺酸脹為主。每日操作 1 次，8 ～ 10 天為 1 個療程。

【原理】

　　手部取反射區方便且操作簡單，脾、胃、胃脾大腸區等都是治療脾臟病變的首選反射區，用拇指輕推該反射區，以局部出現熱脹感為宜。

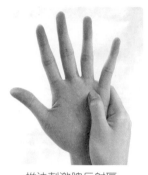
推法刺激脾反射區

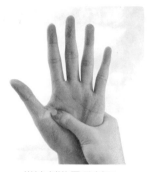
推法刺激胃反射區

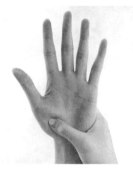
推法刺激胃脾大腸區

【日常生活小叮嚀】

（1）清淡飲食，不可偏食，同時忌食過多甜食。

（2）避免大量飲酒及過食辛辣食物。

（3）加強身體鍛鍊，提高身體機能。

（4）脾主思，思則氣結。日常生活中我們要注重調節情志，樂觀生活。

潤肺──擁有好氣色，擁有好體質

　　肺位於胸中，上通喉嚨，左右各一，在人體臟腑中位置最高，故稱肺為「華蓋」。肺主氣，司呼吸，主行水，朝百脈，主治節。因其居於胸中，其位最高，為外邪易侵之臟。肺失宣肅，升降不利，可表現為咳嗽、哮喘、肺脹、浮腫等。肺為嬌臟，喜潤而惡燥，臨床調理多以滋潤為主。

一、傳統經穴指壓療法

【選穴】

中府、雲門、天府、俞府、肺俞、尺澤、列缺、合谷、曲池

【定位】

中府：位於胸前臂的外上方，雲門下 1 寸，平第 1 肋間隙，距前正中線 6 寸。

雲門：位於胸前臂的外上方，肩胛骨喙突上方，鎖骨下窩凹陷處，距前正中線 6 寸。

天府：位於肱二頭肌橈側緣，當腋前紋頭下 3 寸處。

俞府：位於鎖骨下緣，前正中線旁開 2 寸。

肺俞：位於第 3 胸椎棘突下，旁開 1.5 寸。

尺澤：位於肘橫紋中，當肱二頭肌腱橈側凹陷處。

列缺：位於橈骨莖突上方，腕橫紋上 1.5 寸，當肱橈肌與拇長展肌腱之間。

合谷：位於手背，第 1、第 2 掌骨之間，約平第 2 掌骨中點處。

曲池：當屈肘成直角時，位於肘橫紋外端凹陷中。

【操作】

　　以上各經穴以點法或點揉法操作 5 ～ 10 秒鐘，手法宜輕宜緩，以補為主，以感覺發熱或局部酸脹為主。每日操作 1 次，15 ～ 30 天為 1 個療程。

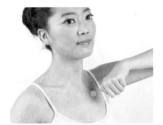

點揉法刺激中府穴

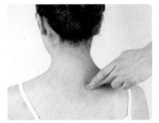

揉法刺激肺俞穴

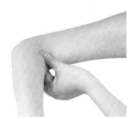

揉法刺激尺澤穴

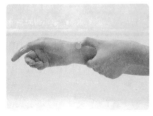

點揉法刺激列缺穴

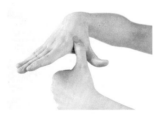

揉法刺激合谷穴

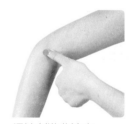

揉法刺激曲池穴

【原理】

　　所選經穴除手太陰肺經之外，還選擇了與之相表裡的手陽明大腸經的部分經穴，用以配合治療。尺澤為肺經的合穴，宣肺解表，止咳降氣；肺俞為肺經的背俞穴，中府為肺的募穴，俞募配穴祛風解表清熱。雲門、天府為局部取穴，列缺為肺經絡穴，可清肺除煩，止咳平喘。合谷、曲池分別為手陽明大腸經原穴、合穴，可潤肺止咳，同時也有疏經通絡，祛風解表清熱之功，用以針對肺為嬌臟，易受六淫外邪侵襲的特點。

1. 足部反射區指壓療法

【選穴】

肺與支氣管

【定位】

肺與支氣管：位於雙腳斜方肌反射區下方，自甲狀腺反射區向外成扇形到腳底
外側肩反射區處，在第 3 腳趾近節趾骨向趾腹跟部延伸呈一豎條
狀區域為支氣管敏感帶。

【操作】

　　上述反射區以壓刮法操作 1～2 分鐘，以局部
感覺酸脹為主。每日操作 1 次，8～10 天為 1 個療
程。

【原理】

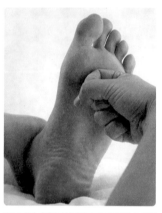

　　肺居胸中，因其位最高，最易受外邪侵襲，因
此治療時用壓刮法反覆作用於肺與支氣管反射區，
可治療肺部以及支氣管疾患，並起到養陰潤肺止咳
之功效。

壓刮法刺激肺與支氣管反射區

2. 手部反射區指壓療法

【選穴】

胸、乳房，肺、支氣管，大腸

【定位】

胸、乳房：位於手背部第 2～4 掌骨遠端。

肺、支氣管：肺反射區位於雙手掌側，橫跨第 2～5 掌骨，靠近掌指關節區域。
支氣管反射區位於中指第 3 近節指骨。

大腸：位於雙手掌側的中下部分。自右手掌尺側手腕骨前緣起，順右手掌第 4、
第 5 掌骨間隙向手指方向上行，至第 5 掌骨體中段，約與虎口水準位置
時轉向橈側，平行通過第 2～4 掌骨體中段，接至左手掌第 2～4 掌
骨體中段，轉至手腕方向，沿第 4、第 5 掌骨體下行至腕關節處止。

【操作】

　　上述每個反射區以刮揉法操作 5 ～ 10 秒鐘，以局部感覺酸脹為主。每日操作 1 次，8 ～ 10 天為 1 個療程。

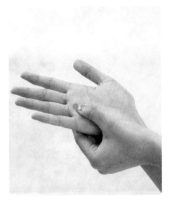

刮揉法刺激肺支氣管反射區

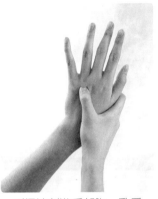

刮揉法刺激手部胸、乳房

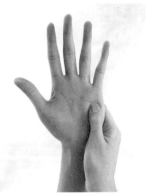

刮揉法刺激大腸反射區

【日常生活小叮嚀】

（1）注意保暖，預防感冒。

（2）平時多飲開水，保持人體的水液供應。

（3）經常開窗通風，保持室內空氣衛生。也可多栽種綠色植物。

（4）加強鍛鍊，提高身體免疫力。多做有氧運動可以顯著增加肺通氣量和肺活量。

強腎——身強體壯，促進發育

　　腎位於脊柱兩側，緊貼腹後壁，居腹膜後方。左腎上端平第 11 胸椎下緣，下端平第 2 腰椎下緣。右腎比左腎低半個椎體。中醫認為，腎為臟腑陰陽之本，生命之源，故稱其為「先天之本」。其主要生理功能是藏精，主水、主納氣，主骨生髓，主人體生長發育與生殖。腎臟的失調，臨床可表現為眩暈、耳鳴、遺精、陽痿、早洩、不育、水腫、癃閉、健忘、不寐、泄瀉、哮喘、烏須早白等。先後天的原因均可導致腎臟的虛損，故臨床調理，即可根據先後天的原因，從先天之精的不足或者後天之精的失養進行調理。

一、傳統經穴指壓療法

【選穴】

湧泉、然谷、太溪、至陰、京門、腎俞、膀胱俞

【定位】

湧泉：足底中線的前、中 1/3 交點處，足趾曲屈時呈凹陷處。

然谷：內踝前下方，足舟骨粗隆下方凹陷中。

太溪：內踝與跟腱之間凹陷中。

至陰：在足小趾外側距指甲角 0.1 寸。

京門：在側腰部，章門後 1.8 寸，當 12 肋骨游離端的下方。

腎俞：在人體背腰部，當第 2 腰椎棘突下，旁開 1.5 寸。

膀胱俞：在人體背腰部，橫平第 2 骶後孔，後正中線旁開 1.5 寸。

【操作】

　　上述每個經穴以揉法操作 5～10 秒鐘，以產生酸脹感覺為主。每日操作 1～2 次，8～10 天為 1 個療程。腰背部腧穴或以點法操作，加強對腎臟的刺激。以上各法共同作用，起到強腎保健作用。

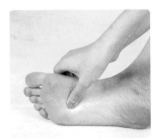
揉法刺激湧泉穴

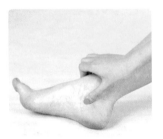
揉法刺激然谷穴

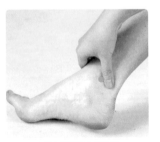
揉法刺激太溪穴

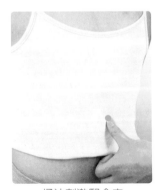
揉法刺激腎俞穴

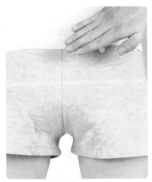
揉法刺激膀胱俞穴

【原理】

　　腎臟主人體生殖和生長發育，故對於維持人體正常生理功能和生長，有著無比重要的作用。京門穴為腎經的募穴，至陰穴為膀胱經的井穴，腎俞、膀胱俞分別為腎經和膀胱經的背俞穴，取穴時按照俞募配穴原則，既治療腎病又治療與腎病有關的耳鳴、耳聾、陽痿、早洩、不育及骨病等。取腎經井穴湧泉、滎穴然谷、原穴太溪，按揉之，可使腎經之氣猶如源泉之水，來源於足下，湧出灌溉周身四肢各處。

二、現代人體反射區指壓療法

1. 足部反射區指壓療法

【選穴】

腎、生殖腺、睪丸（卵巢）、下腹部

【定位】

腎：雙腳掌第 2、第 3 蹠骨近端，相當於腳掌人字形交叉後方的凹陷、腎上腺
　　反射區的下面。

生殖腺：雙足跟正中。

睪丸（卵巢）：位於雙足跟骨外側，外踝後下方與跟腱前方的三角形區域。與
　　　　　　　內踝下前列腺、子宮反射區位置相對稱。

下腹部：雙腳外踝骨後方向上延伸四橫指、呈一帶狀凹陷區域處。

【操作】

　　上述每個反射區以點法、刮法或推法操作 5 ～ 10 秒鐘，以局部感覺酸脹為主。每日操作 1 次，8 ～ 10 天為 1 個療程。

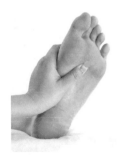
推法刺激腎反射區

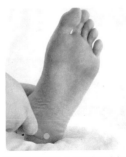
壓刮法刺激生殖腺反射區

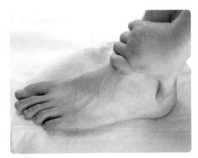
點法刺激睪丸（卵巢）反射區

【原理】

　　腎主骨生髓，主生殖發育，故選取與其有關的相應部位及與生殖發育有關的部位進行治療，能有效調治腎臟疾病並且促進人體的生殖與發育。

2. 手部反射區指壓療法

【選穴】

腎、睪丸 (卵巢)、子宮、腹股溝

【定位】

腎：位於雙手掌中央。

睪丸 (卵巢)：位於雙手掌根部橫紋中點，舟骨、月骨、頭狀骨之間。

子宮：位於雙手掌根部橫紋中點兩側帶狀區域，在舟骨、月骨、頭狀骨骨面上。

腹股溝：位於雙手腕橈側橫紋處，橈骨頭凹陷處。

【操作】

　　上述每個反射區以揉、按法操作 5 ～ 10 秒鐘，以局部感覺酸脹為主。每日操作 1 次，8 ～ 10 天為 1 個療程。

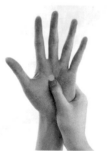

揉法刺激腎反射區

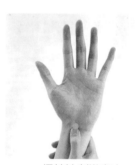

揉按法刺激睪丸
(卵巢、子宮) 反射區

【原理】

手部反射區相應部位的選取與足部大致相同，原理也大致相同。

三、人體神經幹刺激點指壓療法

【選穴】

骶神經點、腰神經根點

【定位】

骶神經點：由兩髂後上棘連線距正中線 2.5 釐米處直上 1.2 釐米為第 1 骶後孔
位置，由該點向同側骨角外側緣引一直線，在該線上距第 1 骶後孔
2.5 釐米為第 2 骶後孔，距第 2 骶後孔 2 釐米為第 3 骶後孔，距第
3 骶後孔 1.5 釐米為第 4 骶後孔的位置。

腰神經根點：各腰椎棘突之間旁開 1 寸。

【操作】

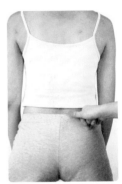

　　上述每個神經幹刺激點以揉法刺激 10 ～ 20 秒鐘，以
局部感覺酸脹為主。每日操作 1 次，8 ～ 10 天為 1 個療程，
操作時應力量適中，並根據患者體質和耐受力的強弱進行
適當調整。

【原理】

　　腎臟疾病按摩時應採用點揉法揉　神經點、腰神經根
點，對調節腎臟功能及腰部力量能有良好輔助治療作用。

揉法刺激腰神經點

四、人體肌筋膜疼痛觸發點指壓療法

【選穴】

豎脊肌下背部內側群疼痛觸發點、豎脊肌下背部外側群疼痛觸發點

【定位】

豎脊肌下背部內側群疼痛觸發點：位於第 10、第 11 胸肋結合部和第 1 腰椎水
準附近。

豎脊肌下背部外側群疼痛觸發點：位於第 12 胸肋結合部附近。

【操作】

　　上述肌筋膜疼痛觸發點以點法刺激 5 ～ 10 秒鐘，以局部產生酸脹感為主。
每日操作 1 次，8 ～ 10 天為 1 個療程。

【原理】

　　「腰為腎之府」，腎藏於腰中，故治療腎臟疾病時，可選用腰背部的肌筋
膜疼痛觸發點進行治療，並能取得一定的治療效果。

（1）注意生活起居，宜節制性慾，怡情養心。

（2）吃過鹹則傷腎，大魚大肉抑遏腎陽，烈酒等食物耗損腎陰。少食醇酒厚味及辛辣刺激性食品。

（3）避免腦力過度勞動，做到勞逸結合，適當的參加可以陶冶性情的休閒活動與運動。

利膽——肝膽健康，脾胃運化好

膽囊在右上腹，肝臟的下緣，附著在肝臟的膽囊窩裡，借助膽囊管與膽總管相通。膽的生理功能主要是貯藏排泄膽汁和主決斷。膽汁來源於肝，由肝精肝血化生，或由肝之餘氣凝聚而成，用於促進飲食的消化和吸收，故膽的功能失調，臨床可表現為厭食、腹脹、腹瀉、黃疸、口苦等。同時因其主決斷，又可表現為膽怯易驚、善恐、失眠、多夢等。膽為中清之府，易傷於濕，臨床調理膽，多以利濕為主。

一、傳統經穴指壓療法

【選穴】

日月、章門、期門、肝俞、膽俞、脾俞、陽陵泉、俠溪、足竅陰

【定位】

日月：乳頭直下，第 7 肋間隙。

章門：第 11 脅游離端的下方。

期門：乳頭直下，第 6 肋間隙。

肝俞：第 9 胸椎棘突下，旁開 1.5 寸。

膽俞：第 10 胸椎棘突下，旁開 1.5 寸。

脾俞：第 11 胸椎棘突下，旁開 1.5 寸。

陽陵泉：腓骨小頭前下方凹陷中。

俠溪：足背，第 4、第 5 蹠趾關節的後方，趾蹼緣後方赤白肉際處。

足竅陰：第 4 趾外側趾甲角旁 0.1 寸。

【操作】

　　上述每個經穴以按揉法或點按法操作 5 ～ 10 秒鐘，以力量適中並產生酸脹麻感為主。每日操作 1 ～ 2 次，8 ～ 10 天為 1 個療程。

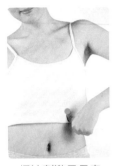

揉法刺激日月穴

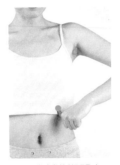

揉法刺激期門穴

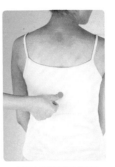

揉法刺激肝俞穴

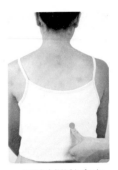

揉法刺激脾俞穴

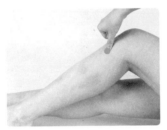

揉法刺激陽陵泉穴

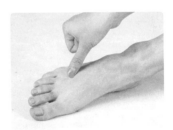

揉法刺激俠溪穴

【原理】

　　膽經失常多因濕熱，且往往由脾胃涉及肝膽，故利膽除濕的同時應注重健脾疏肝。陽陵泉為膽經合穴，能化濕利膽。取膽之募穴日月與膽之背俞穴膽俞、脾之募穴章門與脾俞、肝之募穴期門與肝俞配合，以溫化脾濕、疏肝利膽。以上諸穴配合膽經穴位俠溪、足竅陰有治療脅痛、黃疸、口苦、腹脹等膽經濕熱的作用。

二、現代人體反射區指壓療法

1. 足部反射區指壓療法

【選穴】

肝、膽、上身淋巴

【定位】

肝：右腳掌第 4、第 5 蹠骨之間，前端少部分與肺反射區重疊，與左腳心臟反

射區大致對稱。

膽：右腳掌第 3、第 4 蹠骨之間、肺反射區下方、肝臟反射區之內。

上身淋巴：雙腳外踝骨前下方凹陷處。

【操作】

　　上述每個反射區以點法、刮法或推法操作 5 ～ 10 秒鐘，以局部感覺酸脹為主。每日操作 1 次，8 ～ 10 天為 1 個療程。

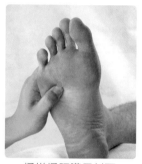 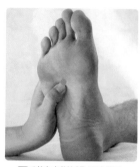 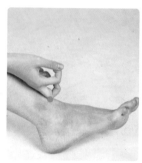

揉推揉肝臟反射區　　　壓刮法刺激膽反射區　　　點沖法刺激上身淋巴反射區

【原理】

　　膽為決斷之官，貯藏和排泄膽汁，能夠促進食物的消化吸收，並且與肝臟相表裡，所以治療膽腑疾病，可以選擇與肝膽有關的部位進行治療，當有炎症時，還可通過操作上身淋巴反射區起到消炎作用。

2. 手部反射區指壓療法

【選穴】

膽囊、肝、上身淋巴結

【定位】

膽囊：位於右手掌和右手背側第 4、第 5 掌骨中間。手掌側，位於肝反射區左下方。

肝：右手掌及右手背側，第 4、第 5 掌骨中間。

上身淋巴結：位於雙手背部尺側，手背腕骨與尺骨間的凹陷處。

【操作】

　　上述每個反射區以點揉法操作 5 ～ 10 秒鐘，以局部感覺酸脹為主。每日操作 1 次，8 ～ 10 天為 1 個療程。

【原理】

　　手部反射區相應部位的選取與足部大致相同，原理也大致相同。

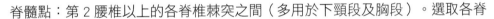

點揉法刺激肝反射區

三、人體神經幹刺激點指壓療法

【選穴】

腓總神經點、胸神經根點、脊髓點

【定位】

腓總神經點：腓骨小頭後下緣。

胸神經根點：各胸椎棘突之間旁開 1 寸。

脊髓點：第 2 腰椎以上的各脊椎棘突之間（多用於下頸段及胸段）。選取各脊
　　　　髓點時，須按照脊髓節段與脊椎棘突之間的位置關係確定。

【操作】

　　上述每個神經幹刺激點以點揉法刺激 10 ～ 20 秒鐘，以局部感覺酸脹為
主。每日操作 1 次，8 ～ 10 天為 1 個療程，操作時注意觀察患者的表情和反應。

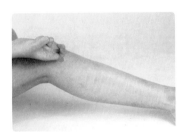
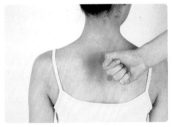

點揉法刺激腓總神經點　　　　　　　　點揉法刺激胸神經點

【原理】

　　膽既是六腑之一，又是奇恒之府之一，膽汁由肝之精氣所化，貯存於膽，
具有促進食物消化吸收的作用。腓總神經點可調節膽功能活動，治療膽絞痛。
配合能夠調節臟腑的胸神經根點與脊髓點能夠有效輔助治療膽腑病變。

【日常生活小叮嚀】

　（1）適當參加體育活動，如散步，太極拳等。注重調暢情志。

　（2）在飲食方面，要講究衛生，注意飲食節制，勿過食辛辣油膩的食物。

和胃——腸胃顧得好，消化沒煩惱

　　胃位於上腹部，界於食道和十二指腸之間。和胃又稱和中，是治療胃氣不和的方法。胃是機體消化吸收飲食的重要器官，主受納腐熟水穀，喜潤惡燥，主通降。胃氣的受納、腐熟水穀功能，必須與脾氣的運化功能相互配合，納運協調才能正常運化水穀。胃氣不和則升降功能失常，症見胃脘脹悶，噯氣吞酸，打嗝噁心，厭食，舌淡苔白等。因此治療上以和胃降逆為主。

一、傳統經穴指壓療法

【選穴】

上脘、中脘、膻中、天樞、氣海、神闕、胃俞、膈俞、足三里

【定位】

上脘：臍上 5 寸，前正中線上。

中脘：臍上 4 寸，前正中線上。

膻中：前正中線，平第 4 肋間隙處。

天樞：臍旁 2 寸。

氣海：臍下 1.5 寸。

神闕：臍窩正中。

胃俞：第 12 胸椎棘突下，旁開 1.5 寸。

膈俞：第 7 胸椎棘突下，旁開 1.5 寸。

足三里：膝眼穴下 3 寸，脛骨前脊外 1 橫指處。

【操作】

　　上述每個經穴以揉法操作 5 ～ 10 秒鐘，以局部感覺酸脹為主，每日操作 1 次，8 ～ 10 天為 1 個療程。

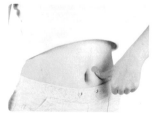
揉法刺激天樞穴

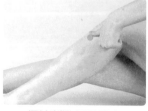
揉法刺激足三里穴

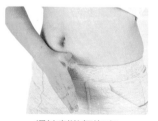
揉法刺激氣海穴

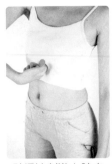
點揉法刺激上脘穴

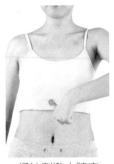
揉法刺激中脘穴

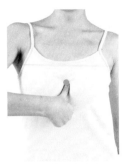
揉法刺激膻中穴

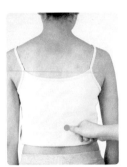
揉法刺激胃俞穴

【原理】

　　胃不和則脾胃功能失調，常因胃陰不足，或食滯胃脘，或肝氣犯胃，影響了胃氣正常生理功能。中脘乃胃之募穴，可健運中州，胃俞為胃之背俞穴，俞募相配調理氣機，和胃止嘔。足三里為胃經下合穴，「合治內腑」，可疏調胃腑氣機。膻中、膈俞可治療胸腹部疾病，行氣活血，且膻中配中脘、氣海可治嘔吐反胃。上脘、中脘、氣海、神闕同位於任脈，且均在腹部，故在具有和胃健脾之功用。

二、現代人體反射區指壓療法

1.足部反射區

【選穴】

脾、胃、十二指腸

【定位】

脾：左腳掌第 4、第 5 蹠骨間近心端，心臟反射區下方。

胃：雙腳掌第 1 蹠趾關節後，即第 1 蹠骨體中段。

十二指腸：在胰反射區下方，即雙腳掌第 1 蹠骨近心端。

【操作】

　　上述每個反射區以點揉、指刮 10 ～ 15 秒鐘，以局部感覺酸脹為主。每日操作 1 次，8 ～ 10 天為 1 個療程。

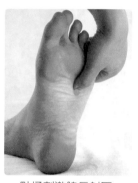
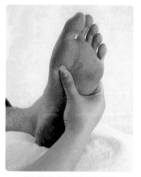
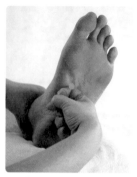

點揉刺激脾反射區　　　　點揉刺激胃反射區　　　　指刮刺激胃反射區

【原理】

　　人體健康貴在陰陽氣血平和、臟腑功能協調。胃主受納食物，對於人體吸收營養物質起著必不可少的作用，一旦胃氣不和，疾病便隨之產生。現代足療對於疾病有很好的治療、緩解及預防作用，可以通過刺激脾胃及十二指腸區，使胃的功能恢復平衡。

2. 手部反射區

【選穴】

膈、橫膈膜、脾、胃、胰

【定位】

膈、橫膈膜：位於雙手背側，橫跨第 2 ～ 5 掌骨中點的帶狀區域。

脾：位於左手掌側第 4、第 5 掌骨間中段遠端。

胃：雙手掌第 1 掌骨遠端。

胰：位於雙手掌側第 1 掌骨胃反射區與十二指腸反射區之間。

【操作】

　　上述每個反射區以按揉、指推 10 ～ 15 秒鐘，以局部感覺酸脹為主。每日操作 1 次，8 ～ 10 天為 1 個療程。

【原理】

　　足部和手部反射區都是對應人體各臟腑功能活動，通過刺激相應反射區來達到治療疾病的目的。

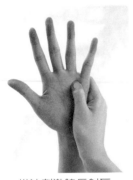
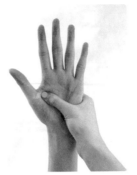
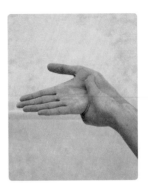

推法刺激脾反射區　　　揉法刺激胃反射區　　　指推刺激胰反射區

三、人體神經幹刺激點指壓療法

【選穴】

脊髓點、腓深神經點

【定位】

脊髓點：第 2 腰椎以上的各脊椎棘突之間（多用於下頸段及胸段）。選取各脊
　　　　髓點時，須按照脊髓節段與脊椎棘突之間的位置關係確定。

腓深神經點：外膝眼下 3 寸，脛骨外緣一橫指。

【操作】

　　上述每個刺激點以揉法操作 5 ～ 10 秒鐘，以局部感覺酸脹為主。每日操
作 1 次，8 ～ 10 天為 1 個療程。用輕揉法點揉胸神經根點、脊髓點能起一定
作用。

【原理】

　　胃為倉廩之官，主腐熟水穀，故選取與其功能相適應的部位，能增強脾胃
功能，緩解胃痛等胃部疾病。

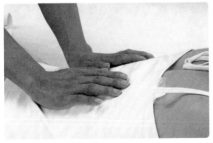
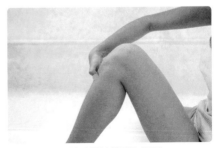

揉法刺激脊髓點　　　　　揉法刺激腓深神經點

改善腸道——腸道健康，做好體內環保

　　腸指的是從胃幽門至肛門的消化管。腸是消化管中最長的一段，也是功能最重要的一段。中醫基礎理論把腸道分為小腸和大腸。小腸的主要功能是受盛化物和泌別清濁，若小腸功能失調，則會腹脹、腹瀉、便溏、大便水穀混雜；大腸主傳導糟粕與主津，若大腸功能失調，則會大便秘結、泄瀉、腸鳴、腹痛、裡急後重、下痢膿血等。因陽氣主動，腸道的運行失常，除由於外淫入侵，還可能因為人體陽氣的不足所致。故改善腸道功能，需從祛除外邪和增強人體正氣入手。

一、傳統經穴指壓療法

【選穴】

中脘、天樞、氣海、大橫、關元、脾俞、胃俞、腎俞、大腸俞、小腸俞、長強、足三里

【定位】

中脘：臍上 4 寸，前正中線上。

天樞：臍旁 2 寸。

氣海：臍下 1.5 寸，前正中線上。

大橫：臍中旁開 4 寸。

關元：臍下 3 寸，前正中線上。

脾俞：第 11 胸椎棘突下，旁開 1.5 寸。

胃俞：第 12 胸椎棘突下，旁開 1.5 寸。

腎俞：第 2 腰椎棘突下，旁開 1.5 寸。

大腸俞：第 4 腰椎棘突下，旁開 1.5 寸。

小腸俞：橫平第 1 骶後孔旁開 1.5 寸。

長強：尾骨尖下 0.5 寸。

足三里：膝眼穴下 3 寸，脛骨前脊外 1 橫指處。

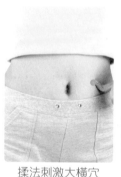
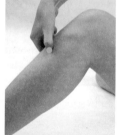

揉法刺激大橫穴　　　　招按刺激足三里穴

【操作】

　　上述經穴胸腹部以沉著緩慢的揉法依次按揉中脘、氣海、大橫、關元，如此反覆操作 5～6 遍，以局部感覺潮紅為主；背腰部以循法依次押壓脾俞、胃

54

俞、腎俞、大腸俞、小腸俞、長強，
每穴 10 ～ 15 秒鐘，以感覺透熱為主；
掐按足三里，以局部感覺酸痛為主。
每日操作 1 次，8 ～ 10 天為 1 個療程。

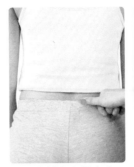
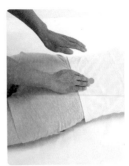

揉法刺激大腸俞穴　　　揉法刺激小腸俞穴

二、現代人體反射區指壓療法

1.足部反射區

【選穴】

十二指腸、小腸、橫結腸、降結腸、乙狀結腸和直腸、升結腸

【定位】

十二指腸：在胰反射區下方，即雙腳掌第 1 蹠骨近心端。

小腸：雙腳掌第 1、第 2、第 3 楔骨和少部分骰骨至跟骨間凹陷區域，被大腸
　　　反射區所包圍。

橫結腸：雙腳掌中間的陽附關節處，橫越腳掌呈一條帶狀區域。

降結腸：左腳掌中部，前接橫結腸反射區外側端，沿骰骨體向下呈帶狀區域，
　　　　止於跟骨前緣。

乙狀結腸和直腸：左腳掌跟骨前緣，呈一橫帶狀。

升結腸：右腳掌小腸反射區外側與腳外側緣平行的帶狀區域，從足跟前緣外側
　　　　上行至第 5 蹠骨底部。

【操作】

　　上述每個反射區以壓刮法操作 10 ～ 15 秒鐘，以局部感覺酸脹為主。每
日操作 1 次，8 ～ 10 天為 1 個療程。

【原理】

　　古今關於腸的定義有所不同，現代腸的定義範圍更廣、更細。大腸包括盲
腸、升結腸、橫結腸、降結腸、乙狀直腸和直腸。故選取穴位時應選擇以上反
射區進行治療。

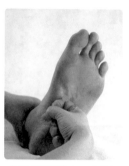
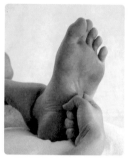
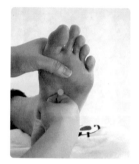

壓刮法刺激十二指腸　　　壓刮法刺激小腸　　　　壓刮法刺激橫結腸
反射區　　　　　　　　　反射區　　　　　　　　　反射區

2. 手部反射區

【選穴】

十二指腸、小腸、大腸、盲腸、闌尾、升結腸、橫結腸、降結腸、乙狀結腸

【定位】

十二指腸：位於雙手掌側，第 1 掌骨體部近端，胰腺反射區下方。

小腸：位於雙手掌心升結腸、橫結腸、降結腸、乙狀結腸、直腸反射區所圍繞
　　　的區域。

大腸：位於雙手掌側的中下部分。自右手掌尺側手腕骨前緣起，順右手掌第 4、
　　　第 5 掌骨間隙向手指方向上行，至第 5 掌骨體中段，約與虎口水準位置
　　　時轉向橈側，平行通過第 2 ～ 4 掌骨體中段，接至左手掌第 2 ～ 4 掌
　　　骨體中段，轉至手腕方向，沿第 4、第 5 掌骨體下行至腕關節處止。

盲腸、闌尾：位於右手掌腕骨前緣靠近尺側，與小腸、升結腸的反射區連續。

升結腸：位於右手掌第 4、第 5 掌骨間，小腸反射區尺側與手尺側緣平行的帶
　　　　狀區域，從手腕骨前緣至第 5 掌骨體中部，約與虎口水準位置左轉至
　　　　橫結腸反射區。

橫結腸：右手掌尺側遠曲橫紋向橈側橫行第 2 ～ 4 掌骨體的帶狀區至虎口水準
　　　　位，左手掌自虎口水準位橫行過第 2 ～ 4 掌骨體的帶狀區域向尺側至
　　　　遠曲橫紋處，接降結腸反射區。

降結腸：位於左手掌尺側第 4、第 5 掌骨體中部，與虎口水準位向手腕方向的
　　　　帶狀區域。

乙狀結腸：起于左手掌面左側第 5 掌骨近心端與鉤骨交界的腕掌關節處，至第
　　　　　2 掌骨近心端與第 1 掌骨間帶狀區域。

【操作】

　　上述每個反射區以按揉、指推 10 ～ 15 秒鐘，以局部感覺酸脹為主。每
日操作 1 次，8 ～ 10 天為 1 個療程。

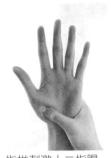
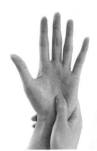
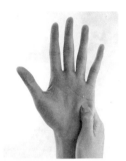

指推刺激十二指腸　　　指推刺激小腸反射區　　　按揉刺激大腸反射區
反射區

【原理】

手部反射區的選用原理與足療選取原理大致相同。

三、人體神經幹刺激點指壓療法

【選穴】

腰神經根點、脊髓點、腓深神經點

【定位】

腰神經根點：各腰椎棘突之間旁開 1 寸。

脊髓點：第 2 腰椎以上的各脊椎棘突之間（多用於下頸段及胸段）。選取各脊
　　　　髓點時，須按照脊髓節段與脊椎棘突之間的位置關係確定。

腓深神經點：外膝眼下 3 寸，脛骨外緣 1 橫指。

【操作】

　　上述每個刺激點以揉法操作 5 ～ 10 秒鐘，以局部感覺酸脹為主。每日操
作 1 次，8 ～ 10 天為 1 個療程。

【原理】

　　大小腸均位於腹部，其發生病變則可能產生腹痛現象，故應選取與腰腹部

有關的神經幹刺激點進行治療，能達到一定療效。

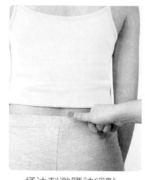

揉法刺激腰神經點

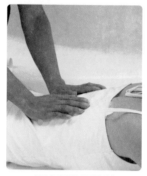

揉法刺激脊髓點

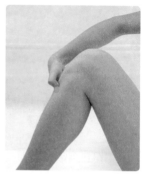

揉法刺激腓深神經點

四、人體肌筋膜疼痛觸發點指壓療法

【選穴】

豎脊肌下背部內側群疼痛觸發點、豎脊肌下背部外側群疼痛觸發點

【定位】

豎脊肌下背部內側群疼痛觸發點：位於第 10 ～ 11 胸肋結合部和第 1 腰椎水準附近。

豎脊肌下背部外側群疼痛觸發點：位於第 12 胸肋結合部附近。

【操作】

上述每個觸發點以點沖法操作 5 ～ 10 秒鐘，以局部感覺酸脹為主。每日操作 1 次，8 ～ 10 天為 1 個療程。

【原理】

豎脊肌下背部內側群疼痛觸發點、豎脊肌下背部外側群疼痛觸發點均可治療腰痛，腸位於腰部腹中，其病變也可牽涉腰背部疼痛，故選取以上觸發點可有效改善腸道功能。

【日常生活小叮嚀】

（1）患者應節制飲食，勿暴飲暴食，同時飲食應清淡衛生，少食肥甘厚味、辛辣醇酒以及生冷之品。

（2）注意腹部保暖，以防六淫邪氣侵襲。

（3）做到勞逸結合，適當鍛鍊身體，增強體魄。

疏泄膀胱——預防泌尿系統疾病找上身

　　成人的膀胱位於小骨盆的前部，前方為恥骨聯合，後方在男性為精囊腺、輸精管壺腹和直腸，女性後方為子宮和陰道。膀胱的主要生理功能是貯存和排泄尿液。人體津液通過代謝，最後經過腎臟的蒸化作用，濁者下輸於膀胱，變成尿液，貯存在膀胱中。尿液在腎和膀胱之氣的激發和固攝作用調節下，按時排泄。若腎和膀胱的作用失常，則表現為尿頻、尿急、遺尿、小便不禁、小便不利、小便尿不出、少腹脹痛、水腫等。因尿液的正常排泄和膀胱與腎最為密切，故臨床多配合兩者，共同治療。

一、傳統經穴指壓療法

【選穴】

中極、氣海、關元、腎俞、膀胱俞、命門、腰陽關、八穴、秩邊、志室、陰陵泉、三陰交

【定位】

中極：臍下 4 寸，前正中線上。

氣海：臍下 1.5 寸，前正中線上。

關元：臍下 3 寸，前正中線上。

腎俞：第 2 腰椎棘突下，旁開 1.5 寸。

膀胱俞：橫平第 2 骶後孔，後中正線旁開 1.5 寸。

命門：第 2 骶腰椎棘突下。

腰陽關：後正中線上，第 4 腰椎棘突下凹陷中。

八穴：在第 1 ～ 3 腰椎、骶後孔中（分別稱為上、次、中、下）。

秩邊：平第 4 骶後孔，骶正中脊旁開 3 寸。

志室：第 2 腰椎棘突下，旁開 3 寸。

陰陵泉：脛骨內側髁下緣凹陷中。

三陰交：內踝高點上 3 寸，脛骨內側面的後緣。

【操作】

　　上述每個經穴以揉法或點沖法操作 5 ～ 10 秒鐘，以局部感覺酸脹為主。每日操作 1 次，8 ～ 10 天為 1 個療程。

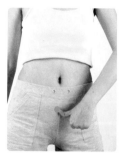
揉法刺激中極穴

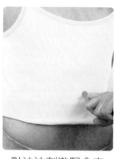
點沖法刺激腎俞穴

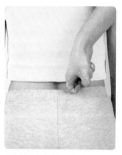
點沖法刺激膀胱俞穴

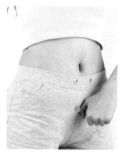
點沖法刺激中極穴

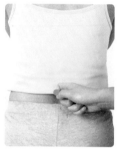
點沖法刺激命門穴

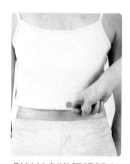
點沖法刺激腰陽關穴

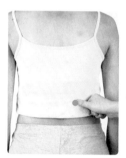
揉法刺激志室穴

【原理】

　　中極為膀胱募穴，與膀胱俞，均能促進膀胱氣化。秩邊為膀胱經穴，疏導膀胱氣機。三陰交通調足三陰經氣血，消除瘀滯。陰陵泉清熱利濕而通小便。關元為任脈與足三陰經交會穴，溫補下元，鼓舞膀胱氣化。腎俞補益腎臟，助膀胱氣化。志室又名精宮，固精收澀。故我們可以按揉以上穴位來達到疏泄膀胱的目的。

二、現代人體反射區指壓療法

1.足部反射區

【選穴】

腎、膀胱、輸尿管

【定位】

腎：雙腳掌第 2、第 3 蹠骨近端，相當於腳掌人字形交叉後方的凹陷、腎上腺
　　反射區的下面。

膀胱：雙腳掌內側舟骨下方的稍凸起處足跟側。

輸尿管：位於雙腳掌自腎反射區至膀胱反射區之間，呈線狀弧形區域。

【操作】

　　上述每個反射區以壓刮法操作 10 ～ 15 秒鐘，以局部潮紅發熱或感覺酸脹為主。每日操作 1 次，8 ～ 10 天為 1 個療程。

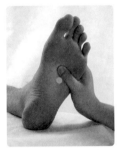　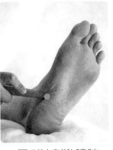　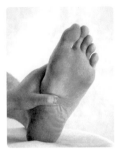

壓刮法刺激腎反射區　　壓刮法刺激膀胱　　壓刮法刺激輸尿管
　　　　　　　　　　　反射區　　　　　　反射區

【原理】

　　足部按摩可使人體有毒物質和代謝產物從小便排出。常按腎、膀胱、輸尿管等反射區，可以增強人體排毒能力，淨化人體內環境，減少疾病的發生。

2. 手部反射區

【選穴】

垂體、腎、膀胱、輸尿管

【定位】

垂體：位於雙手拇指指腹中點處。

腎：位於雙手掌中央。

膀胱：雙手掌下方，手腕骨頭狀骨骨面上。

輸尿管：位於雙手掌中部，上接腎反射區，下連膀胱反射區。

【操作】

　　上述每個反射區以揉法 10 ～ 15 秒鐘，以局部潮紅發熱或感覺酸脹為主。每日操作 1 次，8 ～ 10 天為 1 個療程。

【原理】

　　手部反射區選擇與膀胱功能失調相對應的反射區進行治療，選擇垂體反射區能改善內分泌失調、遺尿等症狀。

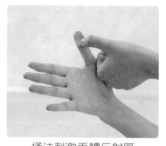 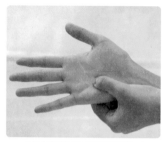 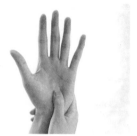

揉法刺激垂體反射區　　　揉法刺激輸尿管反射區　　　揉法刺激膀胱反射區

三、人體神經幹刺激點指壓療法

【選穴】

骶神經點、閉孔神經點、坐骨神經點、腰神經根點

【定位】

骶神經點：由兩髂後上棘連線距正中線 2.5 釐米處直上 1.2 釐米為第 1 骶後孔
　　　　　位置，由該點向同側骨角外側緣引一直線，在該線上距第 1 骶後孔
　　　　　2.5 釐米為第 2 骶後孔，距第 2 骶後孔 2 釐米為第 3 骶後孔，距第
　　　　　3 骶後孔 1.5 釐米為第 4 骶後孔的位置。

閉孔神經點：腹股溝韌帶內 1/5 與外 4/5 交界處下 2 寸。

坐骨神經點：坐骨結節與股骨大轉子連線的中、內 1/3 交界處，或臀橫紋與膕
　　　　　　窩連線中點。

腰神經根點：各腰椎棘突之間旁開 1 寸。

【操作】

　　上述每個刺激點以捫法操作 5 ～ 10 秒鐘，以局部感覺酸脹為主。每日操
作 1 次，8 ～ 10 天為 1 個療程。

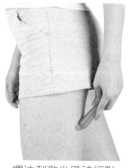 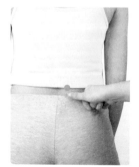

捫法刺激坐骨神經點　　　捫法刺激腰神經點

【原理】

用點揉法刺激相應神經點，對膀胱功能恢復有很好的效果。

【日常生活小叮嚀】

（1）起居生活要有規律，保持愉快的心情。

（2）積極鍛鍊身體，增強抵抗力，避免久坐少動或憋尿。

（3）注意營養，少食油膩、甘、辛辣、醇酒等易生熱之品。

調和三焦——完好的淋巴組織，維持身體功能

三焦分為上、中、下焦。《素問・靈蘭秘典論》：「三焦者，決瀆之官，水道出焉。」三焦的主要生理功能是通行諸氣和運行水液，是人體諸氣和水液上下運行的通路，與五臟六腑聯繫密切。若三焦功能失常，則氣滯水停，表現較為複雜，例如水腫、咳逆、心悸、消化不良、多尿或少尿等。三焦以通為用，是人體水液和諸氣的通路，調理時以調和為主，使道路通，則其他臟腑可各司其職。

一、傳統經穴指壓療法

【選穴】

百會、關元、氣海、肺俞、肝俞、脾俞、三焦俞、腎俞、膀胱俞、中渚、陽池、會宗

【定位】

百會：後髮際正中直上 7 寸，頭頂正中。關元：臍下 3 寸，前正中線上。

氣海：臍下 1.5 寸，前正中線上。

肺俞：第 3 胸椎棘突下，旁開 1.5 寸。

肝俞：第 9 胸椎棘突下，旁開 1.5 寸。

脾俞：第 11 胸椎棘突下，旁開 1.5 寸。

三焦俞：第 1 腰椎棘突下，旁開 1.5 寸。

腎俞：第 2 腰椎棘突下，旁開 1.5 寸。

膀胱俞：橫平第 2 骶後孔，後正中線旁開 1.5 寸。

中渚：手背，第 4、第 5 掌骨小頭後緣之間的凹陷中。

陽池：腕背橫紋中，指伸肌腱尺側緣凹陷中。

會宗：腕背橫紋上 3 寸，支溝穴尺側，當尺骨橈側緣。

【操作】

　　上述每個經穴以揉法或點沖法操作 5 ～ 10 秒鐘，以局部感覺酸脹為主。每日操作 1 次，8 ～ 10 天為 1 個療程。

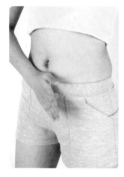
揉法刺激氣海穴

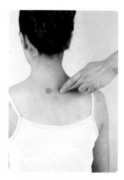
揉法刺激肺俞穴

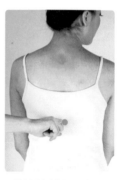
點沖法刺激肝俞穴

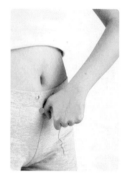
點沖法刺激關元穴

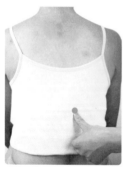
揉法刺激脾俞穴

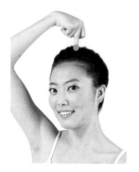
揉法刺激百會穴

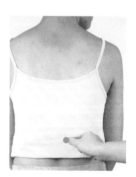
點沖法刺激三焦俞穴

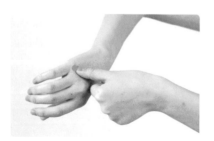
揉法刺激中渚穴

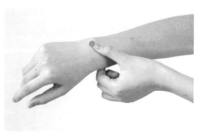
揉法刺激陽池穴

【原理】

　　中渚、陽池、會宗均為手少陽三焦之要穴，具有調節經絡作用。輔以氣海、關元行氣，以助三焦的氣化。肺俞、肝俞、脾俞、三焦俞、腎俞、膀胱俞補益相應臟腑，使陽氣不滯，津液不停。百會用以調節神志，增強治療效果。

二、現代人體反射區指壓療法

1.足部反射區

【選穴】

腎、膀胱、輸尿管、肺及支氣管、脾、直腸與肛門、膈

【定位】

腎：雙腳掌第 2、第 3 蹠骨近端，相當於腳掌人字形交叉後方的凹陷、腎上腺反射區的下面。

膀胱：雙腳掌內側舟骨下方的稍凸起處足跟側。

輸尿管：位於雙腳掌自腎反射區至膀胱反射區之間，呈線狀弧形區域。

肺及支氣管：雙腳斜方肌反射區下方，自甲狀腺反射區向外成扇形到腳底外側肩反射區處，在第 3 腳趾近節趾骨向趾腹跟部延伸呈一豎條狀區域為支氣管敏感帶。

脾：左腳掌第 4、第 5 蹠骨間近心端，心臟反射區下方。

直腸與肛門：脛骨內側後方與跟腱間的凹陷處，從內踝骨後方向上延伸四橫指的一帶狀區域。

膈：雙腳背蹠骨與楔骨和骰骨關節處，橫跨腳背呈一帶狀區域。

【操作】

　　上述每個反射區以壓刮法 10 ～ 15 秒鐘，以局部感覺酸脹為主。每日操作 1 次，8 ～ 10 天為 1 個療程。

【原理】

　　足部反射區對應人體各部位生理反射區，作用於腎、膀胱、輸尿管反射區，從而加強腎、膀胱、輸尿管功能。以壓刮法操作脾、肺、膈等，增強三焦通調水道功能，使道路暢通。

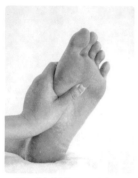
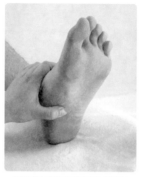
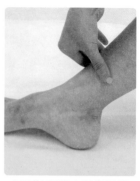

壓刮法刺激腎反射區　　　壓刮法刺激膀胱反射區　　　壓刮法刺激直腸與肛門
　　　　　　　　　　　　　　　　　　　　　　　　　　　反射區

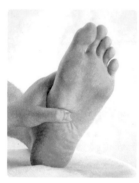
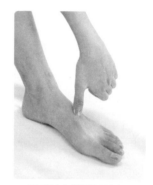

壓刮法刺激輸尿管反射區　　壓刮法刺激膈反射區

2. 手部反射區

【選穴】

肺及支氣管、膈、橫膈膜、輸尿管、膀胱、胰腺、胃脾大腸區

【定位】

肺及支氣管：肺反射區位於雙手掌側，橫跨第 2～5 掌骨，靠近掌指關節區域。
　　　　　　支氣管反射區位於中指第 3 近節指骨。

膈、橫膈膜：位於雙手背側，橫跨第 2～5 掌骨中點的帶狀區域。

輸尿管：位於雙手掌中部，上接腎反射區，下連膀胱反射區。

膀胱：雙手掌下方，手腕骨頭狀骨骨面上。

胰腺：位於雙手掌側第 1 掌骨胃反射區與十二指腸反射區之間。

胃脾大腸區：在手掌側第 1 掌骨拇指中線和魚際橫紋範圍內。

【操作】

　　上述每個反射區以壓刮法 10 ～ 15 秒鐘，以局部感覺酸脹為主。每日操作 1 次，8 ～ 10 天為 1 個療程。

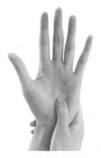 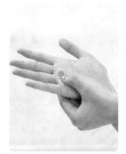 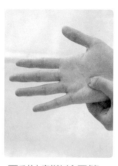 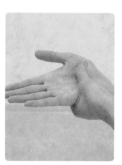

| 壓刮法刺激膀胱反射區 | 壓刮法刺激肺及支氣管反射區 | 壓刮法刺激輸尿管反射區 | 壓刮刺激胰腺反射區 |

三、人體神經幹刺激點指壓療法

【選穴】

骶神經點、胸神經點、坐骨神經點、腰神經根點

【定位】

骶神經點：由兩髂後上棘連線距正中線 2.5 釐米處直上 1.2 釐米為第 1 骶後孔位置，由該點向同側骨角外側緣引一直線，在該線上距第 1 骶後孔 2.5 釐米為第 2 骶後孔，距第 2 骶後孔 2 釐米為第 3 骶後孔，距第 3 骶後孔 1.5 釐米為第 4 骶後孔的位置。

胸神經點：各胸椎棘突之間旁開 1 寸。

坐骨神經點：坐骨結節與股骨大轉子連線的中、內 1/3 交界處，或臀橫紋與膕窩連線中點。

腰神經根點：各腰椎棘突之間旁開 1 寸。

【操作】

　　上述每個刺激點以揉法操作 5 ～ 10 秒鐘，以局部感覺酸脹為主。每日操作 1 次，8 ～ 10 天為 1 個療程。

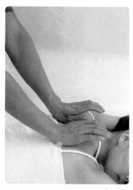
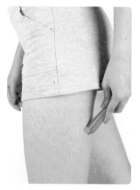
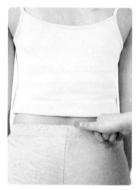

按揉刺激胸神經點　　　　　按揉刺激坐骨神經點　　　　揉法刺激腰神經點

【原理】

　　三焦的主要生理功能是通行諸氣和運行水液，是人體諸氣和水液上下運行的通路，與五臟六腑聯繫密切，通過刺激這幾個反射點，能很好地助三焦通行諸氣和運行水液。

【日常生活小叮嚀】

（1）注意均衡飲食，加強對胃腸的護理。

（2）平時要注意經常鍛鍊身體，以增強體魄。

（3）溫度變化的季節，要注意保暖，及時增減衣物，避免受寒。

PART
04

每天按一按、壓一壓
是最好的美容養顏藥

誰不想擁有嬰兒般滑嫩的肌膚？誰不想讓自己的肌膚
看起來粉嫩、白皙、水潤，摸起來有彈性？每天對臉
部及相應的美容穴按一按、壓一壓，可以加快臉部的
血液循環，使肌膚維持良好的新陳代謝能力，同時還
能通過刺激臉部肌肉，來喚醒肌膚細胞，增強其活化
更新的功能，使皮膚滋潤、面色紅潤、延緩衰老。如
果想改善您的肌膚狀態，不妨試一試指壓療法。

排毒消腫——建立良好的體內環保

　　人時時刻刻都飽受著各種毒素的侵害。外來毒素如大氣污染，蔬菜中的農藥殘留，汽車排放氣，工業廢氣，化學藥品，食物中的防腐劑，化妝品中超標的重金屬，垃圾食品等。內生毒素包括新陳代謝中產生的代謝廢物，腸內宿便及糖、脂肪、蛋白質代謝紊亂所產生的毒素等。臨床上許多病人有不同程度的水腫、毒素瘀積的問題，此類問題輕則影響美觀，重則對人體健康造成危害。故在治療中，我們可以採用方便有效，無副作用的指壓療法。

一、傳統經穴指壓療法

【選穴】

水分、水道、三焦俞、腎俞、肺俞、大腸俞、豐隆、三陰交、支溝、照海

【定位】

水分：位於上腹部，前正中線上，當臍中上 1 寸。

水道：在下腹部，當臍中下 3 寸，距前正中線 2 寸。

三焦俞：當第 1 腰椎棘突下，左右旁開 2 指寬處。

腎俞：在腰部，當第 2 腰椎棘突下，旁開 1.5 寸。

肺俞：在背部，當第 3 胸椎棘突下，旁開 1.5 寸。

大腸俞：在腰部，當第 4 腰椎棘突下，旁開 1.5 寸。

豐隆：在小腿前外側，當外踝尖上 8 寸，距脛骨前緣 2 橫指。

三陰交：在小腿內側，當足內踝尖上 3 寸，脛骨內側緣後方。

支溝：在前臂背側，腕背橫紋上 3 寸，尺骨與橈骨之間。

照海：在足內側，內踝尖下方凹陷處。

【操作】

　　上述每個經穴以揉法操作 5 ～ 10 秒鐘，以局部感覺酸脹為主。每日操作 1 次，8 ～ 10 天為 1 個療程。

【原理】

　　水腫又稱「水氣」，是全身氣化障礙的一種表現。其病本在腎，其標在肺，其制在脾。水分、水道為通利水道、利尿行水的要穴；腎俞溫腎助陽。大腸俞、

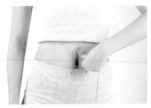
揉法刺激水分穴

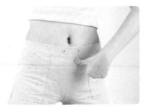
揉法刺激水道穴

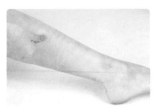
揉法刺激豐隆穴

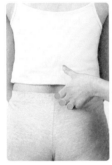
揉法刺激三焦俞穴

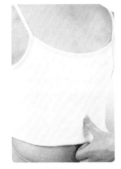
揉法刺激腎俞穴

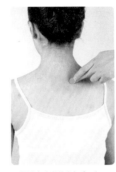
揉法刺激肺俞穴

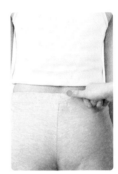
揉法刺激大腸俞穴

支溝、照海，可助排除代謝產物，消除毒素。以上穴位配合指壓，可達到很好的排毒消腫作用。

二、足部反射區指壓療法

【選穴】

甲狀腺、腎上腺、脾、胃、小腸、腎、膀胱、肺、腦垂體、胸部淋巴

【定位】

甲狀腺：位於雙腳底第 1 蹠骨頭處至第 1、第 2 蹠骨間，向趾端成彎帶狀 。

腎上腺：位於雙腳掌第 2 蹠骨與第 3 蹠骨之間、腳底部人字形交叉點下凹陷處
　　　　稍外。

脾：左腳掌第 4、第 5 蹠骨間近心端，心臟反射區下方。

胃：雙腳掌第 1 蹠趾關節後，即第 1 蹠骨體中段。

小腸：雙腳掌第 1、第 2、第 3 楔骨和少部分骰骨至跟骨間凹陷區域，被大腸
　　　反射區所包圍。

腎：雙腳掌第 2、第 3 蹠骨近端，
　　相當於腳掌人字形交叉後方
　　的凹陷、腎上腺反射區下面。
膀胱：雙腳掌內側舟骨下方的稍
　　凸起處足跟側。
肺：雙腳斜方肌反射區下方，自
　　甲狀腺反射區向外成扇形到
　　腳底外側肩反射區處。 腦垂
　　體：雙腳趾趾腹正中央。
胸部淋巴：雙腳背第 1、第 2 蹠骨
　　間，並延伸至第 1、第 2 趾骨。

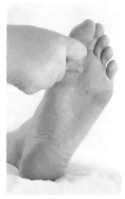
壓刮法刺激甲狀腺
反射區

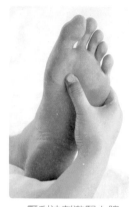
壓刮法刺激腎上腺
反射區

【操作】

　　上述每個經穴以壓刮法操作 5 ～ 10 秒鐘，以局部感覺酸脹為主。每日操
作 1 次，8 ～ 10 天為 1 個療程。

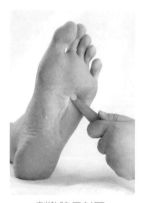
刺激脾反射區

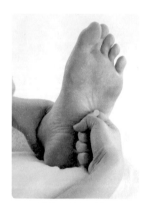
刺激小腸反射區

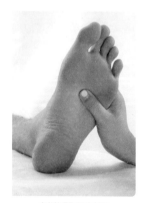
刺激腎反射區

【原理】

　　指壓甲狀腺、腦垂體、胸部淋巴可促進新陳代謝，指壓脾、胃、小腸、腎、
膀胱、肺等足底反射區，可以調節臟腑功能，增強人體排毒能力，淨化人體內
環境，減少疾病的發生。

【日常生活小叮嚀】

（1）多食高鉀類食物，例如香蕉，菠菜，冬瓜等。以及高纖維類食物，如海
　　　藻類，豆製品等。

（2）多飲水，可以有效排除毒素，減輕腎臟的負擔。

（3）適當運動鍛鍊體魄，提升免疫力，促進體內新陳代謝與毒素的排出。

祛除痤瘡──擁有無瑕零毛孔好膚質

　　痤瘡俗稱「青春痘」，又叫「面皰、粉刺、酒刺、暗瘡」等，是由
於毛囊及皮脂腺阻塞、發炎所引發的一種慢性炎症性皮膚病，也是美容
皮膚科中最常見的病種之一。通常好發於臉部、頸部、胸背部、肩膀和
上臂。臨床以白頭粉刺、黑頭粉刺、炎性丘疹、膿皰、結節、囊腫等為
主要表現。這種疾病青春期多見，但也不完全受年齡階段的限制，從兒
童到成人，幾乎所有年齡層的人都可能發病。

　　中醫理論認為引起痤瘡的原因是：臉鼻及胸背部屬肺，本病常由肺
經風熱阻於肌膚所致；或因過食肥甘、油膩、辛辣食物，脾胃蘊熱，濕
熱內生，薰蒸於面而成；或因青春之體，血氣方剛，陽熱上升，與風寒
相搏，鬱阻肌膚所致。指壓療法能夠清熱祛風，活血養顏，從而消除痤
瘡。

一、傳統經穴指壓療法

【選穴】

陽白、顴髎、太淵、曲池、合谷、內庭

【定位】

陽白：在前額部，當瞳孔直上，眉上 1 寸。

顴髎：在面部，目外眥直下方，顴骨下緣凹陷處。

太淵：在腕掌側橫紋橈側，橈動脈搏動處。

曲池：在肘橫紋外側端，屈肘，當尺澤與肱骨外上髁連線中點。

合谷：在手背，第 1、第 2 掌骨間，當第 2 掌
　　　骨橈側的中點處。
內庭：在足背，當第 2、第 3 趾間，趾蹼緣後
　　　方赤白肉際處。

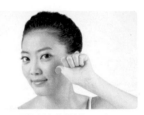

點沖法刺激顴髎穴

【操作】

　　上述經穴中，陽白、顴髎以點沖法操作，
其餘穴位以揉法操作 5 ～ 10 秒鐘，以局部感
覺酸脹為主。每日操作 1 次，8 ～ 10 天為 1 個
療程。

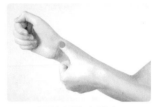

揉法刺激太淵穴

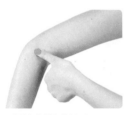

揉法刺激曲池穴

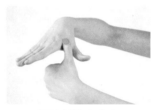

揉法刺激合谷穴

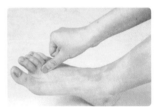

揉法刺激內庭穴

【原理】

　　痤瘡的產生，常常因為肺經風熱、脾胃濕熱、沖任不調、血瘀痰凝所引起。
指壓陽白、顴髎，可疏通經氣，使肌膚疏泄功能得以調暢，為局部取穴。陽明
經多氣多血，其經脈走於面，故取其經穴合谷、曲池、內庭清瀉陽明邪熱。

二、足部反射區指壓療法

【選穴】

生殖腺、腦垂體、肺、小腸、胃、脾、頸項、輸尿管、膀胱

【定位】

生殖腺：雙足跟正中。

腦垂體：雙腳拇趾趾腹正中央。

肺：雙腳斜方肌反射區下方，自甲狀腺反射區向外成扇形到腳底外側肩反射區。

小腸：雙腳掌第 1 ～ 3 楔骨和少部分骰骨至跟骨間凹陷區域，被大腸反射區所
　　　包圍。

胃：雙腳掌第 1 蹠趾關節後，即第 1 蹠骨體中段。

脾：左腳掌第 4、第 5 蹠骨間近心端，心臟反射區下方。

頸項：雙腳趾根部橫紋處，左側頸項反射區在右腳上，右側反射區在左腳上。

膀胱：雙腳掌內側舟骨下方的稍凸起處足跟側。

輸尿管：雙腳掌自腎反射區至膀胱反射區之間，呈線狀弧形區域。

【操作】

　　上述每個經穴以壓刮法操作 5 ～ 10 秒鐘，以局部感覺酸脹為主。每日操
作 1 次，8 ～ 10 天為 1 個療程。

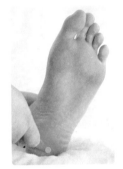
壓刮法刺激生殖腺
反射區

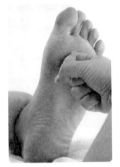
壓刮法刺激肺反射區

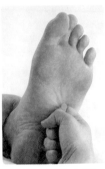
壓刮法刺激小腸
反射區

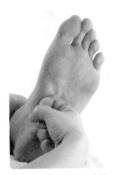
壓刮法刺激胃反射區

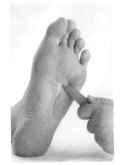
壓刮法刺激脾反射區

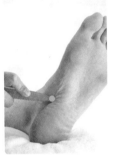
壓刮法刺激膀胱
反射區

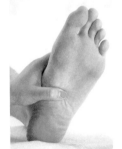
壓刮法刺激輸尿管
反射區

【原理】

　　中醫認為，痤瘡主要由於肺胃內熱，上熏顏面，血熱郁滯而成。足部按摩
肺、脾、胃、頸項反射區能夠清熱瀉肺，和胃調腸；刺激膀胱、輸尿管反射區

加強排泄功能，排除體內多餘的皮脂及其代謝產物；生殖腺、腦垂體還能調節內分泌腺的活動，平衡激素水準，從而減少痤瘡產生。

【日常生活小叮嚀】

（1）注意臉部清潔，嚴禁用手擠壓痤瘡，以免引起繼發感染，遺留瘢痕。

（2）忌食辛辣、油膩及糖類食品，多食新鮮蔬菜及水果，多飲水。

（3）要有規律的作息，適當地進行運動，這樣皮膚才能得到最好的休息和營養。

淡化色斑──去斑美顏事半功倍

　　色斑是好發於臉部的淡褐、深褐、灰褐色色素沉澱的斑。西醫認為它是一種光敏性皮炎或光毒性皮炎的變異。很多病例有與化學用品及劣質化妝品接觸史，化妝用品如演員的油彩或家用化妝品中的某些成分也可能會引起色斑，常常日光照曬後更加重色般的行程。此外營養不良及其他因素也可能導致本病。

　　　色斑包括雀斑、黑斑、黃褐斑和老年斑等，屬色素障礙性皮膚病。「長斑容易，祛斑難」，與面部皮膚乾燥，皺紋增多，顏色黯淡無光等問題相比，色斑問題是最難解決的，也是最令女性頭疼的一個頑疾。指壓療法可以疏通經絡，行氣活血，從而淡化色斑。

一、傳統經穴指壓療法

【選穴】

血海、地機、足三里、三陰交、迎香、顴髎、合谷

【定位】

血海：屈膝，在大腿內側，髕底內側端上 2 寸，當股四頭肌內側頭的隆起處。

地機：小腿內側，當內踝尖與陰陵泉穴的連線上，陰陵泉下3寸。

三陰交：在小腿內側，當足內踝尖上 3 寸，脛骨內側緣後方。

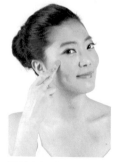

揉法刺激顴髎穴

足三里：在小腿前外側，當膝眼下 3 寸，距脛骨前緣 1 橫指（中指）。

迎香：在鼻翼外緣中點旁，當鼻唇溝中。

顴髎：在面部，目外眥直下方，顴骨下緣凹陷處。

合谷：在手背，第 1、第 2 掌骨間，當第 2 掌骨橈側的中點處。

【操作】

　　上述每個經穴以揉法操作 5 ～ 10 秒鐘，以局部感覺酸脹為主。每日操作 1 次，8 ～ 10 天為 1 個療程。

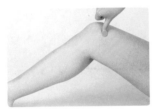

揉法刺激血海穴

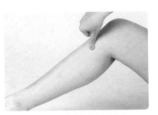

揉法刺激地機穴

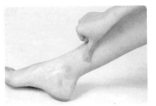

揉法刺激三陰交穴

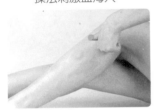

揉法刺激足三里穴

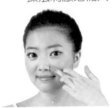

揉法刺激迎香穴

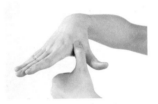

揉法刺激合谷穴

【原理】

　　產生色斑的地方往往血液循環不好，指壓血海、三陰交補益脾胃，調和氣血；迎香、顴髎為局部取穴，以疏通局部經絡之氣，化瘀消斑；合谷穴疏調手陽明經氣血，使臟腑之精氣、津血能上榮於面，從而達到消斑的目的。

二、人體神經幹刺激點指壓療法

【選穴】

生殖腺、腦垂體、肺、小腸、胃、脾、頸項、輸尿管、膀胱

【定位】

生殖腺：雙足跟正中。

腦垂體：雙腳趾趾腹正中央。

肺：雙腳斜方肌反射區下方，自甲狀腺反射區向外成扇形到腳底外側肩反射區處。

小腸：雙腳掌第 1 ～ 3 楔骨和少部分骰骨至跟骨間凹陷區域，被大腸反射區所包圍。

胃：雙腳掌第 1 蹠趾關節後，即第 1 蹠骨體中段。

脾：左腳掌第 4、第 5 蹠骨間近心端，心臟反射區下方。

頸項：雙腳趾根部橫紋處，左側頸項反射區在右腳上，右側反射區在左腳上。

膀胱：雙腳掌內側舟骨下方的稍凸起處足跟側。

輸尿管：位於雙腳掌自腎反射區至膀胱反射區之間，呈線狀弧形區域。

【操作】

上述每個反射區以壓刮法操作 5 ～ 10 秒鐘，以局部感覺酸脹為主。每日操作 1 次，8 ～ 10 天為 1 個療程。

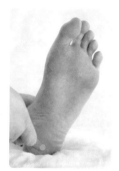
壓刮法刺激生殖腺
反射區

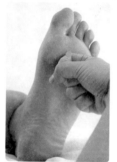
壓刮法刺激肺
反射區

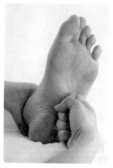
壓刮法刺激小腸
反射區

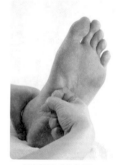
壓刮法刺激胃
反射區

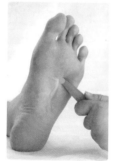
壓刮法刺激脾反
射區

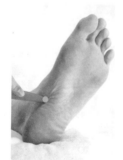
壓刮法刺激膀胱
反射區

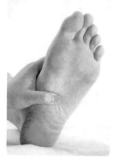
壓刮法刺激輸尿管
反射區

【原理】

　　中醫認為，色斑的產生是因為血流不暢，足部按摩能夠加速血液循環，加快體內有毒物質的排除，有效地防治色斑。因肺主皮毛，皮毛又賴於氣血滋養，足部按摩肺、小腸、脾、胃反射區能夠清熱瀉肺，和胃調腸；刺激膀胱、輸尿管反射區能加強排泄功能，促進血液循環；刺激生殖腺、腦垂體還能調節內分泌腺的活動，平衡激素水準，以減少色斑的產生。

【日常生活小叮嚀】

（1）調整心態，適當地運動，釋放壓力。

（2）由內而外多攝取維生素 C，可有效預防色斑的產生。

（3）色斑的產生受多種因素影響，要積極治療原發病。治療期間要避免日光照射。

去皺美膚——肌膚美白有彈性

　　皺紋是指皮膚受到外界環境影響，形成游離自由基，自由基破壞正常細胞膜組織內的膠原蛋白、活性物質，氧化細胞而形成的小細紋、皺紋。皺紋常漸漸出現，出現的順序一般是前額、上下眼瞼、眼外眥、耳前區、頰、頸部、下頦、口周。臉部皺紋分為萎縮皺紋和肥大皺紋兩種類型。

　　「萎縮皺紋」是指出現在稀薄、易折裂和乾燥皮膚上的皺紋，如眼部周圍那些無數細小的皺紋；「肥大皺紋」是指出現在油性皮膚上的皺紋，數量不多，紋理密而深，如前額、唇周圍、下頜處的皺紋。皺紋是皮膚老化的結果，是身體機能弱化的表現。生命在於運動，皮膚也一樣，定期的按摩是刺激和滋養皮膚最積極的方法。既能使粗糙的皮膚恢復光滑柔細，又能延緩臉部皺紋的出現，使已經出現的皺紋變淺，變少。

一、傳統經穴指壓療法

【選穴】

印堂、陽白、太陽、絲竹空、迎香、四白、下關、曲池、血海、足三里、三陰交

【定位】

印堂：在額部，當兩眉頭之中間。

陽白：在前額部，當瞳孔直上，眉上 1 寸。

太陽：在顳部，當眉梢與目外眥之間，向後約 1 橫指的凹陷處。

絲竹空：在面部，當眉梢凹陷處。

四白：在面部，瞳孔直下，當眶下孔凹陷處。

迎香：在鼻翼外緣中點旁，當鼻唇溝中。

下關：在面部耳前方，當顴弓與下頜切跡所形成的凹陷中。

曲池：在肘橫紋外側端，屈肘，當尺澤與肱骨外上髁連線中點。

血海：在大腿內側，髕底內側端上 2 寸。

三陰交：在小腿內側，當足內踝尖上 3 寸，脛骨內側緣後方。

足三里：在小腿前外側，當膝眼下 3 寸，距脛骨前緣 1 橫指（中指）。

【操作】

　　上述經穴中，頭面部的經穴以點沖法操作，其餘穴位以揉法操作 5 ～ 10 秒鐘，以局部感覺酸脹為主。每日操作 1 次，8 ～ 10 天為 1 個療程。

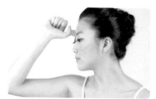
點沖法刺激印堂穴

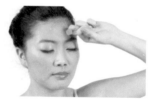
點沖法刺陽白穴

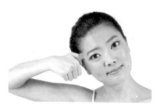
點沖法刺激太陽穴

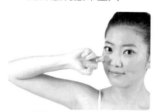
點沖法刺激四白穴

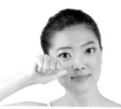
點沖法刺激迎香穴

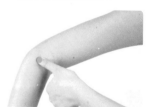
揉法刺激曲池穴

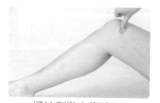
揉法刺激血海穴

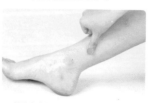
揉法刺激三陰交穴

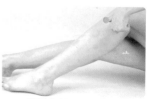
揉法刺激足三里穴

【原理】

印堂、陽白、太陽、絲竹空、四白、迎香為局部取穴，可改善臉部血液循環，增強肌肉彈性，消除皺紋；足三里、曲池、血海、三陰交補益脾胃，益氣血生化之源，使氣血上榮於臉，肌膚得養，皺紋可消。

二、足部反射區指壓療法

【選穴】

心、肺、眼

【定位】

心：左腳掌第 4、5 蹠骨之間，肺反射區下方，部分被肺反射區遮蓋。

眼：雙腳第 2 趾與第 3 趾根部，包括腳底和腳背兩個位置，右眼反射區在左腳上，左眼反射區在右腳上。

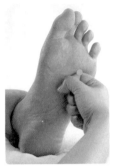 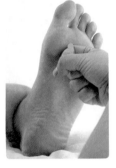

壓刮法刺激心反射區　壓刮法刺激肺反射區

肺：雙腳斜方肌反射區下方，自甲狀腺反射區向外成扇形到腳底外側肩反射區。

【操作】

上述每個反射區以壓刮法操作 5 ～ 10 秒鐘，以局部感覺酸脹為主。每日操作 1 次，8 ～ 10 天為 1 個療程。

【原理】

眼睛是心靈的視窗，而眼部周圍是皺紋最易出現的部位，故刺激眼反射區，可促進眼周圍血液循環，消除眼部皺紋。肺主皮毛，心主血，指壓足底心與肺的反射區，調節臟腑功能，使皮毛得養，氣血得充，女性朋友可刺激以上反射區，可以很好地達到皮膚去皺，改善皮膚色澤的效果。

【日常生活小叮嚀】

（1）矯正自己不良的生活習慣，注意生活有規律，保證睡眠，合理搭配飲食營養，不偏食，不吸菸。

（2）注意防曬以及日常面部保養。

（3）要注意飲食平衡，營養豐富。每天喝 6 ～ 8 杯水，保持皮膚水分。

美化雙眼——擁有水亮的明亮眼睛

　　眼睛是心靈的窗戶，觀察眼睛，是觀察一個人的重要部分。東方人的眼睛特徵主要是眼部平坦、眼皮浮腫、雙眼皮不明顯、雙眼皮狹窄或是內雙、眼裂細小、眼形略為往外上方傾斜、內眼角常被內眥覆蓋、內眼角不明顯，整體看起來缺乏立體感。許多女性塗抹眼影或睫毛膏，來達到美目的願望。不過，眼睛本身的光輝和美麗，是無法借由化妝來表現的。指壓療法能夠促進眼周氣血運行，疏通局部經絡，改善眼周浮腫、皺紋叢生、光亮不足等問題，達到美化雙眼的目的。

一、傳統經穴指壓療法

【選穴】

睛明、攢竹、魚腰、承泣、絲竹空、四白、陽白、太陽

【定位】

睛明：在面部，目內眥角稍上方凹陷處。

攢竹：在面部，當眉頭陷中，眶上切跡處。

魚腰：在額部，瞳孔直上，眉毛中。

承泣：在面部，瞳孔直下，當眼球與眶下緣之間。

絲竹空：在面部，當眉梢凹陷處。

四白：在面部，瞳孔直下，當眶下孔凹陷處。

陽白：在前額部，當瞳孔直上，眉上 1 寸

太陽：在顳部，當眉梢與目外眥之間，向後約一橫
　　　指的凹陷處。

【操作】

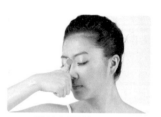

揉法刺激睛明穴

　　上述每個經穴以揉法、點沖法操作 5 ～ 10 秒鐘，以局部感覺酸脹為主。每日操作 1 次，8 ～ 10 天為1 個療程。

【原理】

　　以上諸穴均為局部取穴，按壓可以通經活絡、益氣明目，放鬆眼部肌肉，以達到美目的作用。

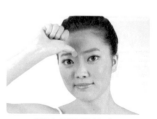

揉法刺激攢竹穴

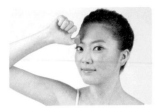
點沖法刺激魚腰穴

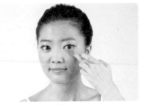
點沖法刺激承泣穴

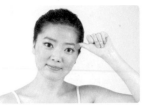
揉法刺激絲竹空穴

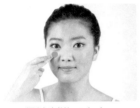
揉法刺激四白穴

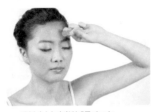
點沖法刺激陽白穴

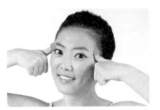
揉法刺激太陽穴

二、足部反射區指壓療法

【選穴】

肝、眼、大腦、小腦、頸椎、腎、脾、胃

【定位】

腎：雙腳掌第 2、第 3 蹠骨近端，相當於腳掌人字形交叉後方的凹陷、腎上腺
　　反射區的下面。

小腦：雙腳趾趾腹外側根部靠近第 2 趾的一側，左半部小腦的反射區在右腳上，
　　　右半部小腦的反射區在左腳上。

大腦：整個雙腳趾趾腹。右側大腦的反射區在左腳上，左側大腦的反射區在右
　　　腳上。

頸項：雙腳趾根部橫紋處，左側頸項反射區在右腳上，
　　　右側反射區在左腳上。

眼：雙腳第 2 趾與第 3 趾根部，包括腳底和腳背兩個位置，
　　右眼反射區在左腳上，左眼反射區在右腳上。

脾：左腳掌第 4、第 5 蹠骨間近心端，心臟反射區下方。

胃：雙腳掌第 1 蹠趾關節後，即第 1 蹠骨體中段。

肝：右腳掌第 4、第 5 蹠骨之間，前端少部分與肺反射區重
　　疊，與左腳心臟反射區大致對稱。

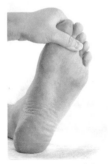
揉法刺激眼反射區

【操作】

　　上述每個反射區以壓刮法、按揉法刺激 10 ～ 20 秒鐘，以局部感覺酸脹為主。每日操作 1 次，8 ～ 10 天為 1 個療程。

【原理】

　　肝開竅於目，而肝陰需先天腎的資助與後天脾胃的濡養，刺激大腦、小腦、眼、頸項可促進腦部氣血循環，使眼周圍得到更多的氣血營養。刺激以上反射區，標本同治，達到美化雙眼的目的。

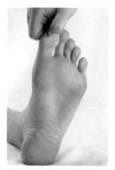
壓刮法刺激大腦
反射區

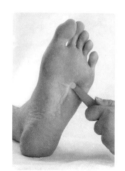
壓刮法刺激脾
反射區

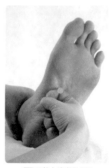
壓刮法刺激胃
反射區

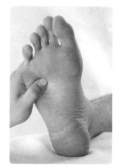
壓刮法刺激肝
反射區

【日常生活小叮嚀】

（1）避免晚睡和從事眼睛容易疲勞的工作，儘早就寢，過有規律的生活。

（2）保護視力，防止用眼過度與用眼姿勢不良。

豐胸塑形——輕鬆擁有好身材

　　豐滿的胸部是女人的第二張臉，決定著女人身形的凹凸有致。然而，有些女性因為受到先天遺傳或者是後天營養不良的影響，無法擁有迷人豐滿的胸部，令她們困擾不已。通過穴位按摩刺激，促進氣血運行，可達到豐胸的目的。

一、傳統經穴指壓療法

【選穴】

大包、膻中、乳中、乳根、期門、足三里、三陰交、太沖

【定位】

大包：在側胸部，腋中線上，當第 6 肋間隙處。

膻中：在胸部，當前正中線上，平第 4 肋間，兩乳頭連線的中點。

乳中：在胸部，當第 4 肋間隙，乳頭中央，距前正中線 4 寸。

乳根：乳房根部，第 5 肋間隙，距前正中線 4 寸。

期門：在胸部，當乳頭直下，第 6 肋間隙，前正中線旁開 4 寸。

三陰交：在小腿內側，當足內踝尖上 3 寸，脛骨內側緣後方。

足三里：在小腿前外側，當膝眼下 3 寸，距脛骨前緣 1 橫指。

太沖：在足背側，當第 1 蹠骨與第 2 蹠骨間隙的後方凹陷處。

【操作】

　　上述每個經穴以揉法操作 5 ～ 10 秒鐘，以局部感覺酸脹為主。每日操作 1 次，8 ～ 10 天為 1 個療程。

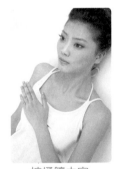
按揉膻中穴

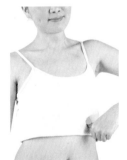
揉法刺激乳根穴

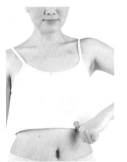
揉法刺激期門穴

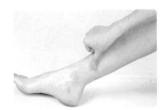
揉法刺激三陰交穴

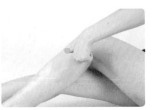
揉法刺激足三里穴

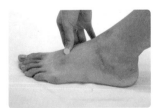
揉按刺激太沖穴

【原理】

　　大包、乳中、乳根穴為局部取穴，期門為肝之募穴，膻中為氣會，以上穴位具可疏通局部氣血經絡，改善乳房的微循環及局部供養；三陰交調補肝、腎、脾，配合足三里健運脾胃，補氣養血；太沖調暢情志，疏肝理氣；諸穴相配共達豐胸塑形的目的。

二、足部反射區指壓療法

【選穴】

甲狀腺、腦垂體、生殖腺、脾、上身淋巴、 胸部及乳房

【定位】

甲狀腺：雙腳底第 1 蹠骨頭處至第 1、第 2 蹠骨間，向趾端成彎帶狀 。

腦垂體：雙腳趾趾腹正中央。

生殖腺：兩足底跟骨中央。

脾：左腳掌第 4、第 5 蹠骨間近心端，心臟反射區下方。

上身淋巴：雙腳外踝骨前下方凹陷處 。

胸部及乳房：雙腳背第 2、第 3、第 4 蹠骨體的一片狀區域 。

【操作】

　　上述每個反射區以壓刮法、點沖法刺激 10 ～ 20 秒鐘，以局部感覺酸脹為主。每日操作 1 次，8 ～ 10 天為 1 個療程。

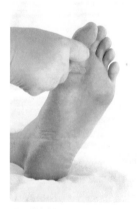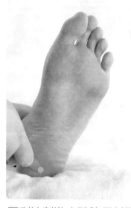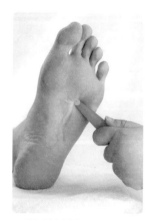

| 壓刮法刺激甲狀腺反射區 | 壓刮法刺激生殖腺反射區 | 壓刮法刺激脾反射區 |

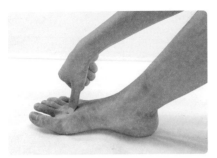

點沖法刺激胸部及乳房反射區

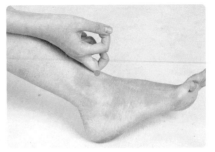

點沖法刺激上身淋巴反射區

【原理】

　　刺激胸部及乳房、上身淋巴反射區，可促進乳房血液迴圈，更好更快地將脾運化的精微物質輸送到乳房，促進其生長發育；甲狀腺、腦垂體、生殖腺調節機體內分泌，促進激素的生成，進而促進乳房生長；以上反射區相互配合，共同起到豐胸塑形的作用。

【日常生活小叮嚀】

（1）加強運動，尤其是胸部肌肉的鍛鍊。

（2）注意飲食營養，身體健康才會有豐滿健美的乳房。

（3）選擇合適的內衣，過鬆會使乳房下垂，過緊則影響乳房的血液循環。

消脂瘦腰——成為窈窕腰瘦美人

　　腰圍的維持可以説是外在美感的一項重要指標，擁有「盈盈一握」的纖腰，是許多女性朋友的夢想。中醫的指壓按摩通過對腰部穴位刺激，有效地雕塑出腰部動人腰線，同時腰部也是一處健康敏感區，對腰部適當的按摩還可以防治疾病，可謂兩全其美。

一、傳統經穴指壓療法

【選穴】

中脘、天樞、陰交、章門、大橫、胃俞、大腸俞、脾俞

【定位】

中脘：在上腹部，前正中線上，當臍中上 4 寸。

天樞：在腹中部，距臍中 2 寸。

陰交：在下腹部，前正中線上，當臍中下 1 寸。

章門：在側腹部，當第 11 肋游離端的下方。

大橫：腹中部，距臍中 4 寸。

脾俞：在背部，當第 11 胸椎棘突下，旁開 1.5 寸。

大腸俞：在腰部，當第 4 腰椎棘突下，旁開 1.5 寸。

胃俞：在背部，當第 12 胸椎棘突下，旁開 1.5 寸。

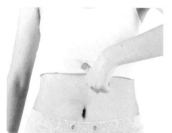
揉法刺激中脘穴

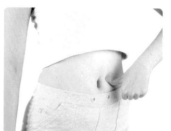
揉法刺激天樞穴

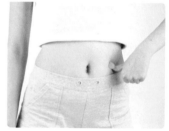
揉法刺激大橫穴

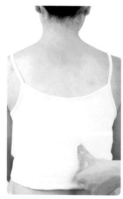
揉法刺激脾俞穴

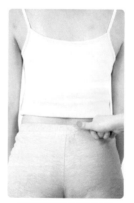
揉法刺激大腸俞穴

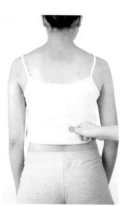
揉法刺激胃俞穴

【操作】

上述每個經穴以揉法操作 5 ～ 10 秒鐘，以局部感覺酸脹為主。每日操作 1 次，8 ～ 10 天為 1 個療程。

【原理】

胃之募穴「中脘」與胃之背俞穴「胃俞」配合，脾之募穴「章門」與脾之背俞穴「脾俞」配合，乃俞募配穴，可以健脾利胃。天樞為大腸募穴，疏導陽明經氣，健脾助運。局部取穴陰交、大橫可通調腸胃。諸穴配合，可通經活絡，消脂瘦腰。

二、足部反射區指壓療法

【選穴】

腦垂體、甲狀腺、甲狀旁腺、生殖腺、脾、胃、胰、膈、小腸、腎、膀胱

【定位】

腦垂體：雙腳趾趾腹正中央。

甲狀腺：位於雙腳底第 1 蹠骨頭處至第 1、第 2 蹠骨間，向趾端成彎帶狀。

甲狀旁腺：雙腳腳掌第 1 蹠趾關節內側凹陷處。

生殖腺：雙足跟正中。

脾：左腳掌第 4、第 5 蹠骨間近心端，心臟反射區下方。

胃：雙腳掌第 1 蹠趾關節後，即第 1 蹠骨體中段。

胰：雙腳掌第 1 蹠骨體下段，在胃和十二指腸反射區之間。

膈：雙腳背蹠骨與楔骨和骰骨關節處，橫跨腳背呈一帶狀區域。

小腸：雙腳掌第 1、第 2、第 3 楔骨和少部分骰骨至跟骨間凹陷區域，被大腸反射區所包圍。

腎：雙腳掌第 2、第 3 蹠骨近端，相當於腳掌人字形交叉後方的凹陷、腎上腺反射區的下面。

膀胱：雙腳掌內側舟骨下方的稍凸起處足跟側。

【操作】

上述每個反射區以壓刮法刺激 10 ～ 20 秒鐘，以局部感覺酸脹為主。每日操作 1 次，8 ～ 10 天為 1 個療程。

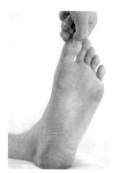

壓刮法刺激腦垂體
反射區

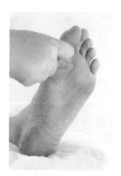

壓刮法刺激甲狀腺
反射區

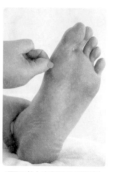

壓刮法刺激甲狀旁
腺反射區

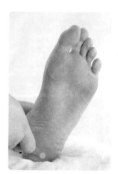

壓刮法刺激生殖腺
反射區

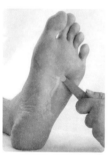

壓刮法刺激脾
反射區

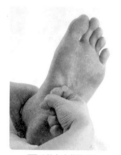

壓刮法刺激胃
反射區

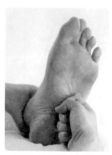

壓刮法刺激小腸
反射區

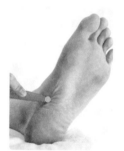

壓刮法刺激膀胱
反射區

【原理】

　　足部指壓按摩能夠調理脾胃、化濕利水，調節內分泌紊亂，有較好的減肥效果。腦垂體、甲狀腺、甲狀旁腺、生殖腺被刺激後可調整內分泌，有助於人體良性生長。對脾、胃、胰、膈、小腸、腎、膀胱等臟器的反射區按摩，在使人體營養、脂肪分配均勻的同時，還可調整臟腑，使其在腹腔內位置得當，從而使腰部視覺效果更佳。

【日常生活小叮嚀】

　　（1）堅持適當的運動，飯後不可立即坐下，以免產生贅肉。

　　（2）適當飲食，忌食油膩與高糖食物。

腿部塑形 ——擁有令人稱羨的勻稱雙腿

　　女性都渴望擁有一雙美麗、性感、修長的美腿。美腿可以分為結實圓潤的大腿美、纖細修長的小腿美、光潔細膩的美足、健康挺拔的腿形美。腿的長短與胖瘦是決定腿部美醜的兩大因素。腿部胖瘦的標準尺寸，是根據人體的高度而定的，即身體高的人，其腿部也應當相對粗一些才顯得勻稱與美觀。

　　炎炎夏日，沒有哪個女性喜歡讓水腫、脂肪團或過分結實的肌肉毀了自己的腿部曲線。對於不滿意的腿形，我們可以採用指壓療法來重塑。

一、傳統經穴指壓療法

【選穴】

殷門、委中、豐隆、水分、三陰交、陰陵泉、支溝、髀關、伏兔、足三里

【定位】

豐隆：在小腿前外側，當外踝尖上 8 寸，條口外，距
　　　脛骨前緣 2 橫指（拇指）。

水分：位於上腹部，前正中線上，當臍中上 1 寸。

三陰交：在小腿內側，當足內踝尖上 3 寸，脛骨內
側緣後方。

陰陵泉：在小腿內側，當脛骨內側髁後下方凹陷處。

支溝：在前臂背側，當陽池與肘尖的連線上，腕背橫
　　　紋上 3 寸，尺骨與橈骨之間。

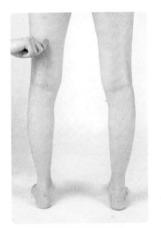

點沖法刺激殷門穴

髀關：在大腿前面，當髂前上棘與髕底外側端的連線上，屈股時，平會陰。

伏兔：在大腿前面，當髂前上棘與髕底外側端的連線上，髕底上 6 寸。

足三里：在小腿前外側，當膝眼下 3 寸，距脛骨前緣 1 橫指。

殷門：在大腿後面，當承扶與委中連線上，承扶下 6 寸。

委中：膕橫紋中點，當股二頭肌與半腱肌肌腱中間。

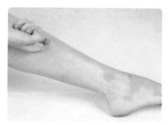

點沖法刺激豐隆穴

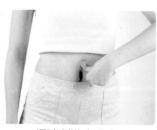

揉法刺激水分穴

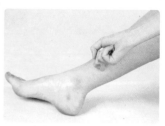

點沖法刺激三陰交穴

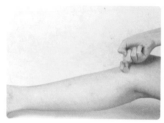

點沖法刺激陰陵泉穴

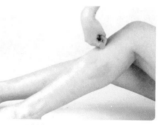

點沖法刺激足三里穴

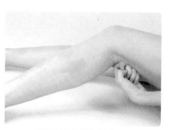

點沖法刺激委中穴

【操作】

　　上述每個經穴以揉法、點沖法操作 5 ～ 10 秒鐘，以局部感覺酸脹為主。每日操作 1 次，8 ～ 10 天為 1 個療程。

【原理】

　　豐隆、水分、三陰交、陰陵泉分利水濕，化痰濁；支溝疏調三焦；足陽明胃經穴位髀關、伏兔、足三里，通調氣血，有助於腿部塑形；殷門穴功能消除贅肉，塑造大腿曲線；委中穴可改善腿部腫脹，美化腿部線條。

二、足部反射區指壓療法

【選穴】

腦垂體、甲狀腺、甲狀旁腺、生殖腺、脾、胃、胰、膈、小腸、腎、膀胱

PART
05

每天按一按、壓一壓
亞健康不見了

「亞健康」是一種介於健康與疾病之間、表現為生理
功能低下的狀態，主要表現為不耐疲勞、腰酸背痛、
失眠多夢、健忘等慢性疲勞綜合症。指壓療法可以促
進氣血循環，調和氣血，讓血液循環正常運行，解除
人體疲勞，舒緩緊張壓力，還可以調節內分泌紊亂的
問題，從而促進身體的平衡，讓你更健康，延年益壽，
甚至具有治療疾病的神奇療效，因而也被當作自我養
生保健的最佳良方。

精神疲憊——慢性疲勞與壓力的衝擊

　　當今社會，隨著人們工作節奏的加快，「精神疲憊」一詞作為時代產物被普遍使用。工作與生活的壓力充斥整個社會，威脅著人們的身心健康。在醫院裡，因精神壓力引起的胃潰瘍、高血壓和糖尿病患者，大部分是 30 ～ 50 歲的商界和管理層人士，他們最容易受到精神壓力和慢性疲勞的衝擊。在美容院裡發現，女性患植物神經紊亂和精神壓力引起的色斑、暗瘡明顯激增。因壓力過大引起自殺者也屢見不鮮。因此，消除精神壓力和慢性疲勞已是當務之急。

一、傳統經穴指壓療法

【選穴】

百會、風府、風池、神庭、太陽、大陵、內關、勞宮

【定位】

百會：位於頭部，兩耳尖連線中點處或後髮際正中直上 7 寸。

風府：當後髮際正中直上 1 寸。

風池：枕骨之下，與風府相平，胸鎖乳突肌與斜方肌上端的凹陷處。

神庭：在頭部，當前髮際正中直上 0.5 寸。

太陽：當眉梢與目外眥之間，向後約 1 橫指的凹陷處。

大陵：在腕掌橫紋的中點處，當掌長肌腱與橈側腕屈肌腱之間。

內關：在前臂掌側，當曲澤與大陵的連線上，腕橫紋上 2 寸。

勞宮：在手掌心，當第 2、第 3 掌骨之間，握拳屈指時中指尖處。

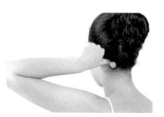

揉法刺激風池穴

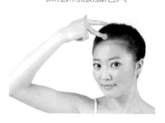

揉法刺激神庭穴

【操作】

　　上述每個經穴以揉法操作 5 ～ 10 秒鐘，以局部感覺酸脹為主。每日操作 1 次，8 ～ 10 天為 1 個療程。

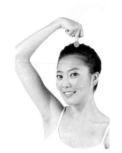
揉法刺激百會穴

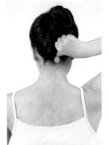
揉法刺激風府穴

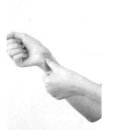
揉法刺激大陵穴

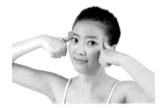
揉法刺激太陽穴

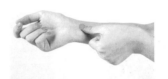
揉法刺激內關穴

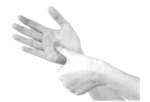
揉法刺激勞宮穴

【原理】

　　本病屬於中醫學的「虛勞」、「五勞」等範疇，疲憊是人體氣血精神耗損的具體表現。指壓百會、風府、風池、神庭、太陽等頭部穴位，可疏通頭部氣血，緩解精神疲憊。勞宮、大陵為心包經之穴，神門為心經穴位，點按可寧心定志。以上穴位相互配合，對於治療精神疲憊有立竿見影的療效。

二、人體神經幹刺激點指壓療法

【選穴】

眶上神經點、眶下神經點、頸叢點、胸神經根點、脊髓點

【定位】

眶上神經點：眶上緣內 1/3 與外 2/3 交界處。

眶下神經點：鼻翼外下緣至外眼角連線的中點。

頸叢點：胸鎖乳突肌後緣中點。

胸神經根點：各胸椎棘突之間旁開 1 寸。

脊髓點：第 2 腰椎以上的各脊椎棘突之間。

【操作】

　　上述每個神經幹刺激點以捫法、叩法、點沖法刺激 10 ～ 20 秒鐘，以局部感覺酸脹為主。每日操作 1 次，8 ～ 10 天為 1 個療程。

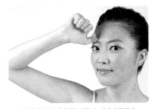
點沖法刺激眶上神經點

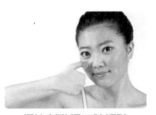
捫法刺激眶下神經點

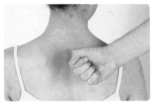
叩法刺激胸神經根點

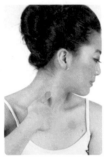
點沖法刺激頸叢神經點

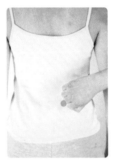
叩法刺激脊髓點

【原理】

　　按揉以上神經刺激點都具有醒腦養神，消除疲勞之功效。眶上神經是額神經的一個分支，可醒腦養神。眶下神經點、頸叢點血管較為集中，輕度刺激可對顱內壓進行有效改善，緩解大腦疲勞。胸神經根點、脊髓點神經較為敏感，進行按摩可使神經放鬆。

【日常生活小叮嚀】

　　（1）訂定規律的飲食時間與攝取均衡的膳食營養。

　　（2）多加休息，並且適當地進行運動，鍛鍊體魄。

　　（3）面對生活壓力時，善於調整心情，以輕鬆愉快的心態面對。

頸肩酸痛——身體疲憊的訊號

　　頸肩酸痛都是源於長時間以同樣的姿勢工作或者是壓力導致身體疲憊所引起的。例如，眼睛疲勞、頭暈腦脹都是日常生活累積的壓力所產生，也因而造成肩膀酸痛。其症狀是從頸後到肩頭及左右肩胛骨會變得笨重遲鈍，也許你不自覺，但只要壓一下便可知道自己是否有此症狀。指壓療法對於緩解肩頸酸痛有立竿見影的效果。

一、傳統經穴指壓療法

【選穴】

肩貞、天宗、肩外俞、肩中俞、肩井、天容、風府、大椎、天柱、後溪

【定位】

肩貞：在肩關節後下方，腋後紋頭上 1 寸（指寸）。

天宗：在肩胛部，當岡下窩中央凹陷處與第 4 胸椎相平。

肩外俞：在背部，當第 1 胸椎棘突下，旁開 3 寸。

肩中俞：在背部，當第 7 頸椎棘突下，旁開 2 寸。

肩井：在肩上，前直乳中，當大椎與肩峰端連線的中點上。

天容：在頸外側部，當下頜角的後方，胸鎖乳突肌的前緣凹陷中。

風府：當後髮際正中直上 1 寸，枕外隆凸直下。

大椎：在後正中線上，第 7 頸椎椎棘下凹陷中。

天柱：斜方肌外緣之後髮際凹陷中，約當後髮際正中旁開 1.3 寸。

後溪：小指本節（第 5 掌指關節）後的遠側掌橫紋頭赤白肉際。

【操作】

　　上述每個經穴以揉法操作 5 ～ 10 秒鐘，以局部感覺酸脹為主。每日操作 1 次，8 ～ 10 天為 1 個療程。

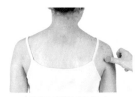
揉法刺激肩貞穴

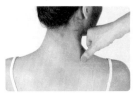
揉法刺激肩井穴

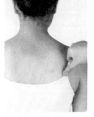
揉法刺激天宗穴

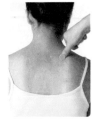
揉法刺激肩外俞穴

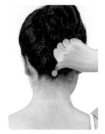
揉法刺激風府穴

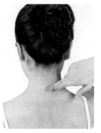
揉法刺激大椎穴

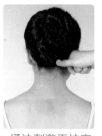
揉法刺激天柱穴

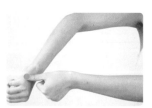
揉法刺激後溪穴

【原理】

　　按壓頸肩局部穴位，肩貞、天宗、肩外俞、肩中俞、肩井、天容具有疏通局部氣血而緩解酸痛的作用。大椎是督脈穴，為諸陽之會，按壓此穴，可激發諸陽經經氣，通經活絡；後溪、天柱分別屬於手足太陽經，天柱為局部取穴，後溪為八脈交會穴之一，與督脈相通，二穴配合可疏調太陽、督脈經氣，通絡止痛。諸穴遠近相配共奏袪風散寒、舒筋活絡、理氣止痛之功。

二、人體神經幹刺激點指壓療法

【選穴】

副神經點、頸叢點、臂叢點、腋神經點

【定位】

副神經點：胸鎖乳突肌後緣中點上 1 釐米處。

頸叢點：胸鎖乳突肌後緣中點。

臂叢點：鎖骨中點上 1 寸。

腋神經點：肱骨頭後下凹陷處。相當於肩胛岡中點至三角肌止點連線的中點。

【操作】

　　上述每個神經幹刺激點以捫法、叩法、揉法刺激 10 ～ 20 秒鐘，以局部感覺酸脹為主。每日操作 1 次，8 ～ 10 天為 1 個療程。

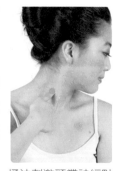
揉法刺激頸叢神經點

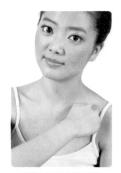
叩法刺激臂叢點

【原理】

　　頸叢的運動性肌，支配頸部深層肌肉，腋神經點支配小圓肌與三角肌，臂叢點可治療上肢癱瘓麻木，按揉以上神經幹刺激點，可以有效緩解頸肩部肌肉酸痛，治療頸肩部疾病。

【日常生活小叮嚀】

（1）改正不良姿勢，減少勞損，每低頭或仰頭1～2小時，需要做頸部活動，以減輕肌肉緊張度。

（2）避免和減少急性損傷，如避免抬重物，不要緊急剎車等。

（3）防頸肩部風寒、潮濕，避免午夜、凌晨洗澡或受風。

心情煩躁——心煩氣躁，自律神經失調

　　人們有時會感到心情焦慮煩躁、易慌易怒，一般都與生活、工作中繁重的壓力有關，多數是由頭腦及身體的自律神經失衡所致。這也是一種疾病的表現，中醫上稱之為「心煩躁動」之症。煩為心熱、鬱煩；躁為躁急、躁動。煩多屬熱，亦有因於寒者。可見於外感、內傷多種病症。

一、傳統經穴指壓療法

【選穴】

風府、大椎、神庭、印堂、勞宮、 內關、大陵、曲澤、太沖

【定位】

風府：當後髮際正中直上1寸。

大椎：在後正中線上，第7頸椎椎棘下凹陷中。

神庭：在頭部，當前髮際正中直上0.5寸。

印堂：當兩眉頭之中間。

勞宮：在手掌心，當第2、3掌骨之間，握拳屈指時中指尖處。

內關：在前臂掌側，當曲澤與大陵的連線上，腕橫紋上2寸。

大陵：在腕掌橫紋的中點處，當掌長肌腱與橈側腕屈肌腱之間。

曲澤：在肘橫紋中，當肱二頭肌腱的尺側緣。

太沖：在足背側，當第 1 蹠骨與第 2 蹠骨間隙的後方凹陷處。

【操作】

上述每個經穴以揉法、按法、推法操作 5 ～ 10 秒鐘，以局部感覺酸脹為主。每日操作 1 次，8 ～ 10 天為 1 個療程。

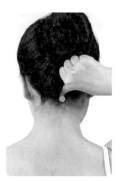
揉法刺激風府穴

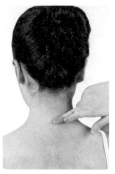
揉法刺激大椎穴

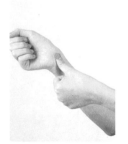
揉法刺激大陵穴

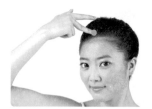
揉法刺激神庭穴

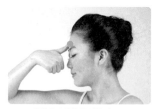
揉法刺激印堂穴

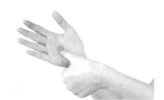
揉法刺激勞宮穴

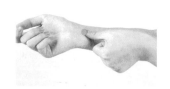
揉法刺激內關穴

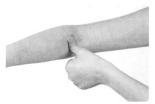
揉法刺激曲澤穴

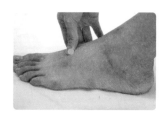
揉按刺激太沖穴

【原理】

督脈為陽脈之海，又與腦相通，主治神志病，故指壓督脈穴位風府、大椎、神庭、印堂等，可醒腦開竅，安神定志。內關為手厥陰心包經絡穴，可寬胸理氣，又可治療神志病。勞宮、大陵、曲澤為心包經之穴，清瀉心包經之火，點按可寧心定志，清心除煩。太沖可疏肝理氣。諸穴配合，共奏清心安神，寧竅定志之功。

二、人體神經幹刺激點指壓療法

【選穴】

胸神經根點、脊髓點、頸叢點、眶上神經點、眶下神經點

【定位】

胸神經根點：各胸椎棘突之間旁開 1 寸。

脊髓點：第 2 腰椎以上的各脊椎棘突之間（多用於下頸段及胸段）。

頸叢點：胸鎖乳突肌後緣中點。

眶上神經點：眶上緣內 1/3 與外 2/3 交界處。

眶下神經點：鼻翼外下緣至外眼角連線的中點。

【操作】

　　上述每個神經幹刺激點以捫法、叩法、揉法、點沖刺激 10 ～ 20 秒鐘，以局部感覺酸脹為主。每日操作 1 次，8 ～ 10 天為 1 個療程。

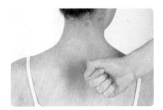
叩法刺激胸神經點

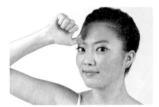
點沖法刺激眶上神經點

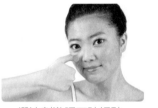
捫法刺激眶下神經點

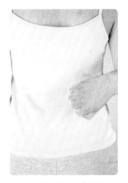
叩法刺激脊髓點

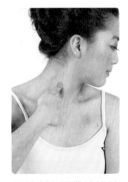
揉法刺激頸叢神經點

【原理】

　　中醫有「下病上治，上病下治」的治療方法，因此按摩足部，可以使氣血痰火等病因逆沖而上產生的症狀解除。　胸神經根點、脊髓點、頸叢點為經絡

集中地，輕度揉按可疏通經絡，經絡通達則氣行順暢，心情順暢。對眶上神經點、眶下神經點的輕度刺激可使腦部神經放鬆，從而達到平復心情的目的。

【日常生活小叮嚀】
（1）日常生活中，學會自我調節。當心情煩躁時，可以舒展身體，進行腹式呼吸。
（2）養成有規律的生活與飲食習慣，少食肥甘厚膩、辛辣等易生熱之食物。
（3）多進行適當的運動，強健體魄。

背脊僵硬── 易好發脊椎相關等病症

　　臨床上有許多患者，背脊部肌肉很僵硬，夜晚睡不好，腸道消化功能不良，這些都是背脊僵硬所引起的，一般背脊僵硬多伴隨著下列疾病的發生，如風濕病、僵直性脊椎炎、腰背肌勞損等。這時候，我們就可以用指壓療法，刺激背部，使背部緊張的肌肉得到放鬆。

一、傳統經穴指壓療法

【選穴】
肩髎、肩髃、肩貞、天宗、肩外俞、肩中俞、肩井、夾脊穴、背俞穴

【定位】
肩髎：在肩部，肩髃後方，當臂外展時，於肩峰後下方呈現凹陷處。

肩髃：在肩部，當臂外展時於肩峰前下方凹陷處。

肩貞：在肩關節後下方，臂內收時，腋後紋頭上 1 寸（指寸）。

天宗：在肩胛部，當岡下窩中央凹陷處，與第 4 胸椎相平。

肩外俞：在背部，當第 1 胸椎棘突下，旁開 3 寸。

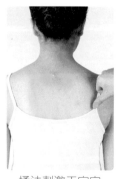
揉法刺激天宗穴

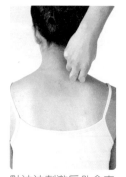
點沖法刺激肩外俞穴

肩中俞：在背部，當第 7 頸椎棘突下，旁開 2 寸。

肩井：在肩上，前直乳中，當大椎與肩峰端連線的中點上。

夾脊：在背腰部，當第 1 胸椎至第 5 腰椎棘突下兩側，後正中線旁開 0.5 寸，
　　　一側 17 穴。

背俞穴：後正中線（督脈）旁開 1.5 寸處。

【操作】

　　上述每個經穴以揉法、點沖法操作 5 ～ 10 秒鐘，以局部感覺酸脹為主。
每日操作 1 次，8 ～ 10 天為 1 個療程。

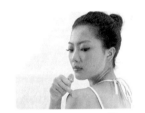

按揉刺激肩髎

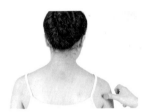

揉法刺激肩貞穴

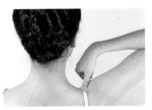

揉法刺激肩髃穴

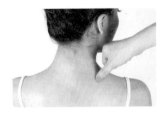

揉法刺激肩井穴

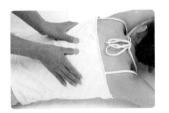

按揉刺激夾脊穴

【原理】

　　中醫認為，背脊僵硬的病機多為病邪侵襲，局部脈絡阻滯所致，治療應當
以通為主。手太陽經「出肩解，繞肩胛，交肩上」，當肩後部酸痛時，為手太
陽經證；手少陽三焦經「上肩」，其病「肩、臑、肘……外皆痛」，當肩外部
酸痛時，為手少陽經證。肩貞、肩外俞、肩中俞為手太陽經穴，肩髃為手陽明
經穴，肩井為足少陽經穴、肩髎為手少陽經穴，諸穴配合，能更好、更全面地
緩解背脊僵硬的症狀。夾脊穴、背俞穴調暢背脊經絡氣血，活血祛風，放鬆背
脊肌肉，以達到治療目的。

二、人體神經幹刺激點指壓療法

【選穴】

副神經點、頸叢點、腋神經點、腰神經點、胸神經根點

【定位】

副神經點：胸鎖乳突肌後緣中點上 1 釐米處。

頸叢點：胸鎖乳突肌後緣中點。

腋神經點：肱骨頭後下凹陷處。相當於肩胛岡中點至三角肌止點連線的中點。

腰神經點：各腰椎棘突之間旁開 1 寸。

胸神經根點：各胸椎棘突之間旁開 1 寸。

【操作】

　　上述每個神經幹刺激點以捫法、叩法、揉法刺激 10 ～ 20 秒鐘，以局部感覺酸脹為主。每日操作 1 次，8 ～ 10 天為 1 個療程。

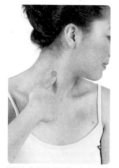 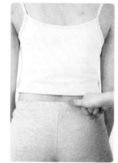 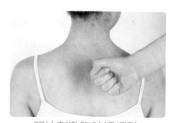

揉法刺激頸叢神經點　　揉法刺激腰神經點　　　　叩法刺激胸神經根點

【原理】

　　頸叢的運動性肌，支配頸部深層肌肉，副神經點支配斜方肌運動，腋神經點支配小圓肌與三角肌；腰神經點位於各腰椎棘突之間旁開 1 寸，前支參與腰叢和骶叢，後支分布於腰部肌肉和皮膚；胸神經根點位於各胸椎棘突之間旁開 1 寸，刺激可疏通脊背氣血，治療背脊僵硬有立竿見影的效果。

【日常生活小叮嚀】

（1）應囑咐患者注意坐姿和勞動姿勢。切勿長時間使脊背處於一個姿勢。

（2）加強腰背肌鍛鍊，可練習氣功，太極拳等。

（3）注意背脊部保暖，以防六淫邪氣侵襲。

精神緊張──嚴重危害身心健康

　　激烈的競爭和快速的生活節奏使很多人感到力不從心，焦慮、煩躁甚至精神緊張，嚴重影響我們的正常生活。長時間的精神緊張會給我們帶來嚴重的後果，如頭痛、脫髮、少白頭、尿頻、口腔潰瘍、胃腸潰瘍、高血壓、猝死等。但是，不要忘了我們自身就攜帶著排泄焦慮等不良情緒的閥門，即是一些特定的穴位，刺激它們，可以起到促進氣血運行，緩解精神緊張的作用。

一、傳統經穴指壓療法

【選穴】

百會、四神聰、印堂、太陽、神門、內關、三陰交、足三里

【定位】

百會：在頭部，兩耳尖連線的中點處或後髮際正中直上 7 寸。

四神聰：在頭頂部，當百會前後左右各 1 寸，共 4 穴。

太陽：當眉梢與目外眥之間，向後約 1 橫指的凹陷處。

印堂：在額部，當兩眉頭之中間。

神門：在腕部，腕掌側橫紋尺側端，尺側腕屈肌腱的橈側凹陷處。

內關：在前臂掌側，當曲澤與大陵的連線上，腕橫紋上 2 寸。

足三里：在小腿前外側，當膝眼下 3 寸，距脛骨前緣 1 橫指。

三陰交：在小腿內側，當足內踝尖上 3 寸，脛骨內側緣後方。

【操作】

　　上述經穴中百會、四神聰、印堂、三陰交以切法、點沖法操作，其他穴位以揉法操作，各 5 ～ 10 秒鐘，以局部感覺酸脹為主。每日操作 1 次，8 ～ 10 天為 1 個療程。

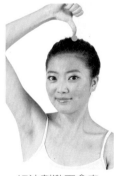
切法刺激百會穴

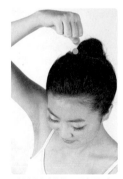
點沖法刺激四神聰穴

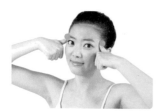
揉法刺激太陽穴

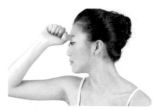
點沖法刺激印堂穴

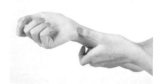
揉法刺激神門穴

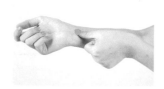
揉法刺激內關穴

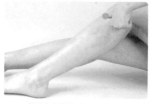
揉法刺激足三里穴

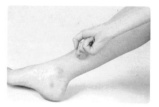
點沖法刺激三陰交穴

【原理】

　　百會屬督脈，外連四神聰穴，均與大腦相通，合用可醒神健腦、安神定志；神門、內關分屬心經、心包經，合用可補養心血、鎮靜寧神；三陰交可健脾、益腎、疏肝；足三里調節全身氣血，穩定情緒，振奮精神。

二、人體神經幹刺激點指壓療法

【選穴】

脊髓點、頸叢點、眶上神經點、眶下神經點

【定位】

脊髓點：第 2 腰椎以上的各脊椎棘突之間（多用於下頸段及胸段）。

頸叢點：胸鎖乳突肌後緣中點。

眶上神經點：眶上緣內 1/3 與外 2/3 交界處。

眶下神經點：鼻翼外下緣至外眼角連線的中點。

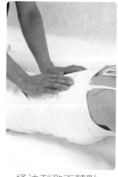
揉法刺激脊髓點

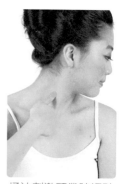
揉法刺激頸叢神經點

【操作】

　　上述每個神經幹刺激點以揉法、按法、點沖法刺激10～20秒鐘，以局部感覺酸脹為主。每日操作1次，8～10天為1個療程。

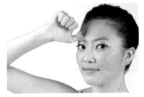
點沖法刺激眶上神經點

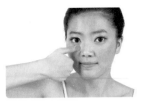
揉法刺激眶下神經點

【原理】

　　脊髓點位於第2腰椎以上的各棘突之間，為督脈之穴位，因而按揉之可治療神志病，使腦部神經放鬆。眶上神經點、眶下神經點位於面部且分別是額神經與三叉神經分支。頸叢點周圍腦部神經較豐富。按揉以上神經刺激點，可以有效地緩解精神緊張，從而達到治療目的。

【日常生活小叮嚀】

（1）善於調整緊張的精神，找出適合自己精神放鬆消除緊張的方法，如聽音樂、寫書法、種花等。

（2）具備充足的睡眠與規律的飲食，保持健康的身體與旺盛的精力。

（3）多參加適當的運動，以修身養性，放鬆心情。

食欲不振——易導致急性與慢性的腸胃疾病

　　食欲是指人體一種出於本能所產生的想要進食的簡單生理需求，如果這種需求低落，便稱為「食欲不振」，簡單地說，食欲不振就是沒有想吃食物的欲望。現代醫學認為食欲不振見於急性、慢性胃炎，胃癌，肺結核，尿毒癥，心力衰竭，肝炎，肝硬化，慢性腎上腺功能減退，神經性厭食，化療藥物的副作用等。中醫理論認為食欲不振多是由於感受寒邪、濕濁犯胃、飲食所傷、肝氣犯胃、脾胃虛弱等導致。

一、傳統經穴指壓療法

【選穴】

中脘、脾俞、胃俞、肝俞、足三里、章門、期門、大橫

【定位】

中脘：胸骨下端和肚臍連接線中點，臍上 4 寸。

脾俞：第 11 胸椎棘突下，旁開 1.5 寸。

胃俞：當第 12 胸椎棘突下，旁開 1.5 寸

肝俞：第 9 胸椎棘突下，旁開 1.5 寸。

章門：在腋中線，第 11 肋游離端下方。

期門：在胸部，當乳頭直下，第 6 肋間隙，前正中線旁開 4 寸。

大橫：在腹中部，距臍中 4 寸。

足三里：在小腿前外側，當膝眼下 3 寸，距脛骨前緣 1 橫指。

【操作】

　　上述經穴中，中脘穴、足三里、章門、期門、大橫以揉法操作，背部腧穴脾俞穴、胃俞穴、肝俞穴採用點沖法操作，各 5 ～ 10 秒鐘，以局部感覺酸脹為主。每日操作 1 次，8 ～ 10 天為 1 個療程。

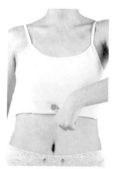 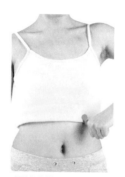 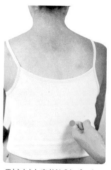 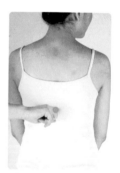

揉法刺激中脘穴　　揉法刺激期門穴　　點沖法刺激脾俞穴　　點沖法刺激肝俞穴

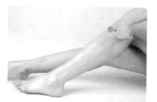 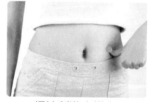

揉法刺激足三里穴　　　　揉法刺激大橫穴

【原理】

　　食欲不振原因有許多，常因脾胃虛弱、腑氣不通、肝氣犯胃所致。胃之募

穴中脘，脾之募穴章門、肝之募穴期門分別與胃之背俞穴胃俞、脾之背俞穴脾俞、肝之背俞穴肝俞相配，健脾益胃，調和肝氣。足三里乃胃之下合穴，「合治內腑」，大橫穴可健脾助運。以上穴位配合使用，使腑氣通暢，臟腑功能歸於正常。

二、指壓手部反射區

【選穴】

胃、脾、膈、腹腔神經叢、小腸、胃脾大腸區

【定位】

膈：位於雙手背側，橫跨第 2~5 掌骨中點的帶狀區域。

脾：位於左手掌側第 4、第 5 掌骨間中段遠端。

腹腔神經叢：位於雙手掌側第 2、第 3 和第 3、第 4 掌骨體間，腎反射區兩側。

胃：雙手掌第 1 掌骨遠端。

小腸：位於雙手掌心升結腸、橫結腸、降結腸、乙狀結腸、直腸反射區所圍繞的區域。

胃脾大腸區：在手掌側第 1 掌骨拇指中線和魚際橫紋範圍內。

【操作】

　　上述每個神經幹刺激點以壓刮法、捫法、推法刺激 10 ～ 20 秒鐘，以局部感覺酸脹為主。每日操作 1 次，8 ～ 10 天為 1 個療程。

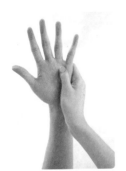

推法刺激脾反射區

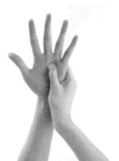

捫法刺激腹腔神經叢反射區

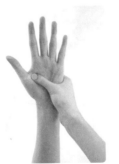

揉法刺激胃反射區

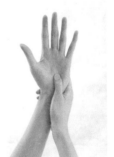

壓刮法刺激小腸反射區

【原理】

　　按摩胃、脾、膈、小腸部位，可調節臟腑，增進胃腸蠕動，促進消化；壓刮胃脾大腸區、可使腹部血行舒暢；壓刮腹腔神經叢可使腹部放鬆，減小腹壓。

【日常生活小叮嚀】

（1）在飲食習慣上應注意定時定量，不要隨意吃大量零食，包括沒有限制地隨意吃糖果糕點。

（2）儘量創造良好的飲食環境，在整潔、安靜、空氣清新、精神愉快的環境中進餐，增進食欲。

（3）適當的運動，可以強健體魄，促進腸胃功能，增進食欲。

眼睛疲勞 —— 視疲勞導致視力下降

　　眼睛疲勞又稱視疲勞，是一種眼科常見病，它所引起的眼幹、眼澀、眼酸脹、視物模糊甚至視力下降，直接影響著人的工作與生活。視覺疲勞主要是由於我們平時全神貫注看電腦螢幕時，眼睛眨眼次數減少，造成眼淚分泌相應減少，同時閃爍螢屏強烈刺激眼睛而引起的。而且它會導致人的頸、肩等相應部位出現疼痛，還會引發和加重各種眼病。

一、傳統經穴指壓療法

【選穴】

睛明、攢竹、魚腰、承泣、絲竹空、四白、陽白、風池、 水泉、光明、太沖足三里、三陰交

【定位】

睛明：在面部，目內眥角稍上方凹陷處。

攢竹：在面部，當眉頭陷中，眶上切跡處。

魚腰：在額部，瞳孔直上，眉毛中。

承泣：在面部，瞳孔直下，當眼球與眶下緣之間。

絲竹空：在面部，當眉梢凹陷處。 四白：在面部，瞳孔直下，當眶下孔凹陷處。

陽白：在前額部，當瞳孔直上，眉上 1 寸。

風池：枕骨之下，與風府相平，胸鎖乳突肌與斜方肌上端凹陷處。

水泉：在足內側，內踝後下方，當太溪直下 1 寸。

光明：在小腿外側，當外踝尖上 5 寸，腓骨前緣。

太沖：在足背側，當第 1 蹠骨與第 2 蹠骨間隙的後方凹陷處。

三陰交：在小腿內側，當足內踝尖上 3 寸，脛骨內側緣後方。

足三里：在小腿前外側，當膝眼下 3 寸，距脛骨前緣 1 橫指。

【操作】

　　上述眼周部經穴以點沖法輕揉 2 ～ 3 分鐘，其他經穴以揉法操作 5 ～ 10 秒鐘，以局部感覺酸脹為主。每日操作 1 次，8 ～ 10 天為 1 個療程。

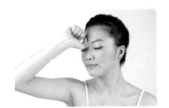

點沖法刺激晴明穴

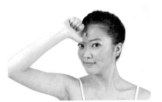

點沖法刺激攢竹穴

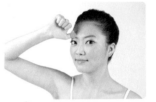

點沖法刺激魚腰穴

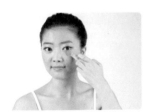

點沖法刺激承泣穴

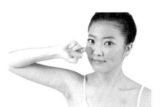

點沖法刺激四白穴

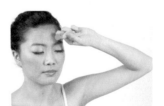

點沖法刺陽白穴

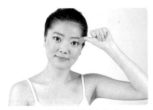

揉法刺激絲竹空穴

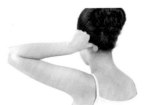

揉法刺激風池穴

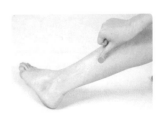

揉法刺激光明穴

【原理】

　　眼睛疲勞的內在因素，常常是臟腑、經絡氣血陰陽失調，肝腎虧虛，精微不能上榮而目

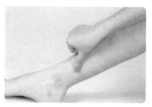
揉法刺激三陰交穴

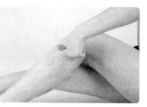
揉法刺激足三里穴

失濡養。故我們選用眼周圍穴位，睛明、攢竹、魚腰、承泣、絲竹空、四白、陽白，按壓這些穴位，可通經活絡、益氣明目，放鬆眼部肌肉，以達到緩解眼疲勞的作用。風池為足少陽與陽維之交會穴，內與眼絡相連；光明為足少陽膽經絡穴，與肝相通，太沖為肝經原穴，與光明合用為原絡配穴法，可清肝明目，化瘀通絡；按壓足三里與三陰交可補中益氣，養血明目。

二、足部反射區指壓療法

【選穴】

肝、眼、大腦、小腦、頸項、腎、脾、胃

【定位】

腎：雙腳掌第 2、第 3 蹠骨近端，相當於腳掌人字形交叉後方的凹陷、腎上腺反射區的下面。

小腦：位於雙腳趾腹外側根部靠近第 2 趾的一側，左半部小腦的反射區在右腳上，右半部小腦的反射區在左腳上。

大腦：位於整個雙腳趾趾腹。右側大腦的反射區在左腳上，左側大腦的反射區在右腳上。

頸項：雙腳趾根部橫紋處，左側頸項反射區在右腳上，右側反射區在左腳上。

眼：雙腳第 2 趾與第 3 趾根部，包括腳底和腳背兩個位置，右眼反射區在左腳上，左眼反射區在右腳上。

脾：左腳掌第 4、第 5 蹠骨間近心端，心臟反射區下方。

胃：雙腳掌第 1 蹠趾關節後，即第 1 蹠骨體中段。

肝：右腳掌第 4、第 5 蹠骨之間，前端少部分與肺反射區重疊，與左腳心臟反射區大致對稱。

【操作】

　　上述每個反射區以壓刮法、捫法、揉法刺激 10 ～ 20 秒鐘，以局部感覺酸脹為主。每日操作 1 次，8 ～ 10 天為 1 個療程。

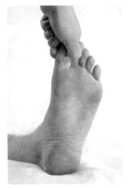

捫法刺激小腦反射區

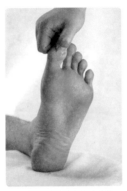

壓刮法刺激大腦
反射區

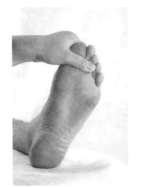

揉法刺激眼反射區

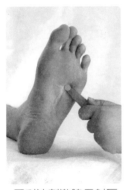

壓刮法刺激脾反射區

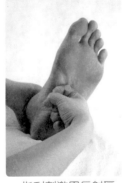

指刮刺激胃反射區

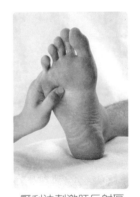

壓刮法刺激肝反射區

【原理】

　　刺激以上反射區，可調節眼部以及臟腑功能，緩解眼部疲勞。肝開竅於目，肝、眼反射區的按摩，可直接緩解眼部疲勞；大腦、小腦、頸項反射區的刺激可使頭頸循環得到改善，從而使眼部得到更好的氣、血滋養；對腎、脾、胃的刺激調節，可改善臟腑狀態，在調節全身器官上對眼部進行補養。

【日常生活小叮嚀】

（1）注意光線，太暗的燈光容易使眼睛疲勞，使用能提供明暗對比的柔和燈光較佳。

（2）用眼每 2 ～ 3 個小時，應讓眼睛休息 5 ～ 10 分鐘。

（3）將毛巾浸入茶裡，用來敷眼 10 ～ 15 分鐘，可消除眼睛疲勞。

（4）雙手摩擦生熱，再蓋住眼睛，勿壓迫雙眼，深緩地呼吸，也有助於消除眼睛疲勞。

身體肥胖—— 易引起病理、生理的變化

　　肥胖是指一定程度的明顯超重與脂肪層過厚，是體內脂肪，尤其是「三酸甘油酯」積聚過多而導致的一種病態。即由於食物攝入過多或身體代謝的改變而導致體內脂肪積聚過多造成體重過度增長並引起人體病理、生理改變。

　　原發性肥胖與家庭、個人生活習慣、社會經濟發展、文化背景等環境有關，也與不良的飲食習慣、運動不足有關。肥胖症是當前社會較為普遍的一種慢性疾病，通俗地説，肥胖就是體內脂肪堆積過多，當人體內攝入的熱量高於其消耗量，就會導致體重超標，體態臃腫。

一、傳統經穴指壓療法

【選穴】

天樞、中脘、水分、關元、肺俞、肩井、曲池、支溝、豐隆、上巨虛、三陰交、陰陵泉

【定位】

天樞：在腹中部，距臍中 2 寸。 中
脘：在上腹部，前正中線上，當臍
　　中上 4 寸。

水分：在上腹部，前正中線上，當
　　　臍中上 1 寸。

關元：在下腹部，前正中線上，當

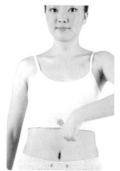
揉法刺激中脘穴

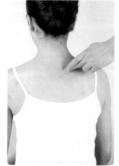
揉法刺激肺俞穴

臍中下 3 寸。

肺俞：在背部，當第 3 胸椎棘突下，旁開 1.5 寸。

肩井：在肩上，前直乳中，當大椎與肩峰端連線的中點上。

曲池：在肘橫紋外側端，屈肘，當尺澤與肱骨外上髁連線中點。

支溝：在前臂背側，當陽池與肘尖的連線上，腕背橫紋上 3 寸，尺骨與橈骨之
　　　間。

豐隆：在小腿前外側，當外踝尖上 8 寸，距脛骨前緣 2 橫指。

上巨虛：在小腿前外側，當膝眼下 6 寸，距脛骨前緣 1 橫指。

三陰交：在小腿內側，當足內踝尖上 3 寸，脛骨內側緣後方。

陰陵泉：在小腿內側，當脛骨內側髁後下方凹陷處。

【操作】

　　上述每個經穴以揉法操作 5 ～ 10 秒鐘，以局部感覺酸脹為主。每日操作
1 次，8 ～ 10 天為 1 個療程。

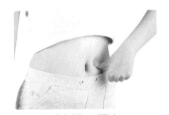
揉法刺激天樞穴

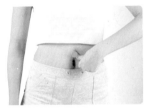
揉法刺激水分穴

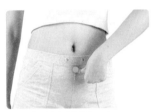
揉法刺激關元穴

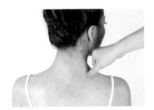
揉法刺激肩井穴

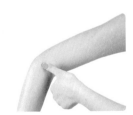
揉法刺激曲池穴

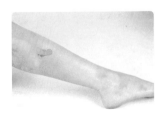
揉法刺激豐隆穴

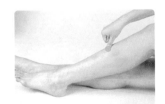
揉法刺激上巨虛穴

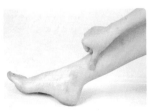
揉法刺激三陰交穴

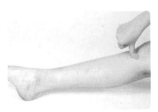
揉法刺激陰陵泉穴

【原理】

　　肥胖之症多與脾胃腸腑有關。中脘乃胃腑，曲池為手陽明大腸經的合穴，天樞為大腸的募穴，上巨虛為大腸的下合穴，四穴合用可通利腸腑，降濁消脂；豐隆、水分、三陰交、陰陵泉分利水濕；支溝通調三焦；關元調理脾肝腎。諸穴合用可健脾胃、利腸腑、化痰濁，消瘀脂之功。

二、足部反射區指壓療法

【選穴】

腦垂體、甲狀腺、甲狀旁腺、生殖腺、脾、胃、胰、膈、小腸、腎、膀胱

【定位】

腦垂體：雙腳拇趾腹正中央。

甲狀腺：雙腳底第 1 蹠骨頭處至第 1、第 2 蹠骨間，向趾端成彎帶狀。

甲狀旁腺：雙腳腳掌第 1 蹠趾關節內側凹陷處。

生殖腺：雙足跟正中。

脾：左腳掌第 4、第 5 蹠骨間近心端，心臟反射區下方。

胃：雙腳掌第 1 蹠趾關節後，即第 1 蹠骨體中段。

胰：雙腳掌第 1 蹠骨體下段，在胃和十二指腸反射區之間。

膈：雙腳背蹠骨與楔骨和骰骨關節處，橫跨腳背呈一帶狀區域。

小腸：雙腳掌第 1、第 2、第 3 楔骨和少部分骰骨至跟骨間凹陷區域，被大腸
　　　反射區所包圍。

腎：雙腳掌第 2、第 3 蹠骨近端，相當於腳掌人字形交叉後方的凹陷、腎上腺
　　　反射區的下面。

膀胱：雙腳掌內側舟骨下方的稍凸起處足跟側。

【操作】

　　上述每個以壓刮法刺激 10 ～ 20 秒鐘，以局部感覺酸脹為主。每日操作 1 次，8 ～ 10 天為 1 個療程。

【原理】

　　足部指壓按摩能夠調理脾胃、化濕利水，調節內分泌紊亂，有較好的減肥效果。刺激腦垂體、甲狀腺、甲狀旁腺、生殖腺等腺體，可調節內分泌，對營

養的吸收運化、食物的需求感進行調節；按壓脾、胃、胰、膈、小腸、腎、膀胱等臟腑反射區可直接調節消化系統，減少多餘能量堆積。

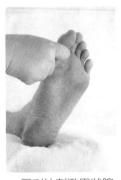
壓刮法刺激甲狀腺
反射區

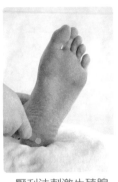
壓刮法刺激生殖腺
反射區

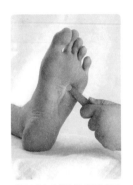
壓刮法刺激脾反射區

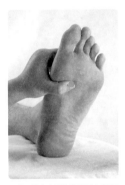
壓刮法刺激胃反射區

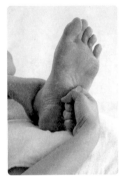
壓刮法刺激小腸
反射區

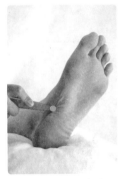
壓刮法刺激膀胱
反射區

【日常生活小叮嚀】

（1）「控制飲食」，是治療和預防肥胖的有效措施，應持續堅持。食物以清淡為主，少食肥甘油膩及煎炸之品。但飲食節制不宜過度，以免因攝入過少食物對身體造成不良損害。

（2）適當的進行運動，根據自身的情況可選擇散步、快走、慢跑、騎車等，運動量不必過大，貴在持之以恆。

性功能下降——為常見的男性性功能障礙之一

性功能是人類本能，是生育、繁衍後代的基礎。性功能下降是常見的性功能障礙之一，指缺乏對性活動的興趣，毫無主動性要求。引起性慾下降的原因複雜，主要分為器質性和功能性。年齡增長、身體多病虛弱、缺乏運動鍛鍊、大腦皮層功能紊亂、睪丸酮水準降低或某些內分泌功能障礙的疾病、男性生殖系統疾病均可使性慾下降。指壓療法可以通過刺激穴位調節陰陽、補益氣血、通經活絡，改善性功能的下降。

一、傳統經穴指壓療法

【選穴】

湧泉、太溪、三陰交、足三里、氣海、關元、中極、命門、腎俞

【定位】

湧泉：足前部凹陷處第 2、3 趾趾縫紋頭端與足跟連線的前 1/3 處。

太溪：在足內側，內踝後方，當內踝尖與跟腱之間的凹陷處。

三陰交：在小腿內側，當足內踝尖上 3 寸，脛骨內側緣後方。

足三里：在小腿前外側，當膝眼下 3 寸，距脛骨前緣 1 橫指。

氣海：在下腹部，前正中線上，當臍中下 1.5 寸。

關元：在下腹部，前正中線上，當臍中下 3 寸。

中極：在下腹部，前正中線上，當臍中下 4 寸。

命門：在腰部，當後正中線上，第 2 腰椎棘下凹陷中。

腎俞：在腰部，當第 2 腰椎棘突下，旁開 1.5 寸。

【操作】

上述每個經穴以揉法操作 5 ～ 10 秒鐘，以局部感覺酸脹為主。每日操作 1 次，8 ～ 10 天為 1 個療程。

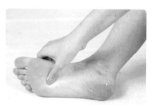

揉法刺激湧泉穴

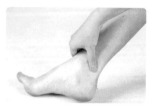

揉法刺激太溪穴

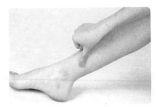
揉法刺激三陰交穴

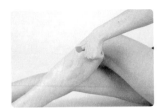
揉法刺激足三里穴

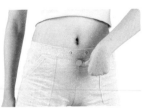
揉法刺激關元穴

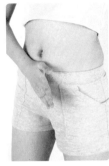
揉法刺激氣海穴

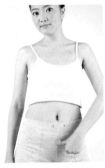
揉法刺激中極穴

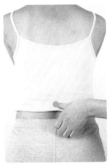
揉法刺激命門穴

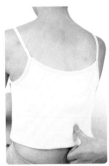
揉法刺激腎俞穴

【原理】

　　性功能下降病機複雜，病因多是由於腎陰陽氣血失調所致。湧泉穴屬於足少陰腎經，對於改善性機能低下有很好的效果。腎俞穴、命門可補腎治本，關元、氣海可培補下元，太溪、三陰交滋補腎水，中極可益腎固精，運用以上諸穴，腎之元陰元陽可同時並補，治療性功能下降效果極好。

二、足部反射區指壓療法

【選穴】

腎、肝、腎上腺、腦垂體、腰椎、　椎、腹股溝、膀胱、輸尿管

【定位】

腎：雙腳掌第 2、第 3 蹠骨近端，相當於腳掌人字形交叉後方的凹陷、腎上腺反射區的下面。

肝：右腳掌第 4、第 5 蹠骨之間，前端少部分與肺反射區重疊，與左腳心臟反射區大致對稱。

腦垂體：雙腳趾趾腹正中央。

腎上腺：於雙腳掌第 2 蹠骨與第 3 蹠骨間、腳底部人字形交叉點下凹陷處稍外。

腰椎：雙腳足弓內側緣（楔骨至舟骨下方），上接胸椎反射區，下接骶骨反射區。

椎：雙腳足弓內緣，前接腰椎反射區，後連尾骨反射區。

腹股溝：雙腳內踝尖前上方凹陷處 。

膀胱：雙腳掌內側舟骨下方的稍凸起處足跟側。

輸尿管：位於雙腳掌自腎反射區至膀胱反射區之間，呈線狀弧形區域。

【操作】

上述每個反射區以壓刮法、推按刺激 10 ～ 20 秒鐘，以局部感覺酸脹為主。每日操作 1 次，8 ～ 10 天為 1 個療程。

推按刺激腎反射區　　　　壓刮法刺激肝反射區

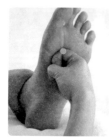
壓刮法刺激腎上腺
反射區

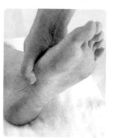
推按刺激腰椎
反射區

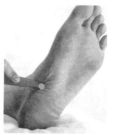
壓刮法刺激膀胱
反射區

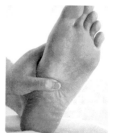
壓刮法刺激輸尿管
反射區

【原理】

足部指壓按摩可益氣養血、疏肝理氣。對腎、肝、腎上腺、腦垂體的刺激，可促進垂體──腎上腺──生殖器的激素分泌，增強性功能。腰椎、骶椎的刺激對人體感官、活動能力有所幫助，腹股溝、膀胱、輸尿管與生殖系統關係密切，對其進行刺激保健，有助於生殖系統的健康。

【日常生活小叮嚀】

（1）患者應消除心理障礙，保持精神愉快，戒除不良習慣，節制性生活，切
　　　忌縱慾，戒除手淫。

（2）加強營養，進行適當的運動，樹立戰勝疾病的信心。

失眠健忘——精神負擔過重，長期處於焦慮中

　　失眠是指無法入睡或無法保持睡眠狀態，導致睡眠不足，又稱「入
睡和維持睡眠障礙（DIMS）」，為各種原因引起的入睡困難、睡眠深度
或頻度過短、早醒及睡眠時間不足或品質差等。常見導致失眠的原因主
要有環境因素、個體因素、軀體因素、精神因素、情緒因素等。根據傳
統中醫理論，失眠的原因主要為臟腑機能紊亂，尤其是心的溫陽功能與
腎的滋陰功能不能協調、氣血虧虛、陰陽失調等，可以用中藥調理來改
善失眠症狀。避免失眠應少喝妨礙睡眠的咖啡和茶，少喝酒。

　　健忘，現代醫學用語稱之為「暫時性記憶障礙」。簡單講，健忘症
就是大腦的思考能力暫時出現了障礙。此症狀隨著時間的發展會自然消
失，而有時看起來與這種症狀很相似的癡呆則是整個記憶力出現嚴重損
傷所致。

一、傳統經穴指壓療法

【選穴】

百會、風池、翳風、神門、內關、湧泉、太溪

【定位】

百會：在頭部，當前髮際正中直上 5 寸，或兩耳尖連線的
　　　中點處。

風池：枕骨之下，與風府相平，胸鎖乳突肌與斜方肌上端
　　　之間的凹陷處。

翳風：在耳垂後方，當乳突與下頷角之間的凹陷處。

神門：腕掌側橫紋尺側端，尺側腕屈肌腱的橈側凹陷處。

內關：在前臂掌側，當曲澤與大陵的連線上，腕橫紋上 2

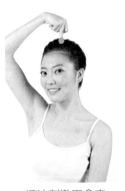

揉法刺激百會穴

寸，掌長肌腱與橈側腕屈肌腱之間。

湧泉：足前部凹陷處第 2、3 趾趾縫紋頭端與足跟連線的前 1/3 處。

太溪：在足內側，內踝後方，當內踝尖與跟腱之間的凹陷處。

【操作】

　　上述每個經穴以揉法、點沖法操作 5 ～ 10 秒鐘，以局部感覺酸脹為主。每日操作 1 次，8 ～ 10 天為 1 個療程。

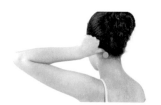
揉法刺激風池穴

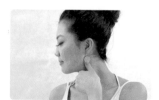
按揉刺激翳風穴

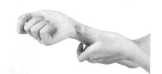
揉法刺激神門穴

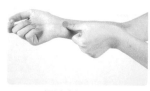
揉法刺激內關穴

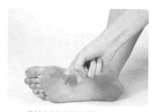
點沖法刺激湧泉穴

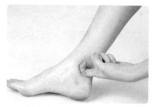
點沖法刺激太溪穴

【原理】

　　失眠一症，多會心神不寧。故治療時，指壓心經原穴神門、心包經絡穴內關寧心安神。點按百會、風池、翳風可清頭目、甯神志。揉湧泉穴與太溪穴可使腎水上升，心火下降，心腎相交。以上穴位配合，得以安枕入睡。

二、足部反射區指壓療法

【選穴】

心、肝、脾、胃、小腸、失眠點、腦垂體、甲狀腺、甲狀旁腺、腎上腺、膀胱

【定位】

心：左腳掌第 4、第 5 蹠骨之間，肺反射區下方，部分被肺反射區遮蓋。

肝：右腳掌第 4、第 5 蹠骨之間，前端少部分與肺反射區重疊，與左腳心臟反

射區大致對稱。

脾：左腳掌第 4、第 5 蹠骨間近心端，心臟反射區
　　下方。

胃：雙腳掌第 1 蹠趾關節後，即第 1 蹠骨體中段。

小腸：雙腳掌第 1 ～ 3 楔骨和少部分骰骨至跟骨
　　　間凹陷區域，被大腸反射區所包圍。

失眠點：足底跟部，當足底中線與內、外踝尖連線
　　　　相交處，即腳跟的中心處。

腦垂體：雙腳趾趾腹正中央。

甲狀腺：位於雙腳底第 1 蹠骨頭處至第 1、第 2 蹠
　　　　骨間，向趾端成彎帶狀 。

甲狀旁腺：雙腳腳掌第 1 蹠趾關節內側凹陷處。

腎上腺：位於雙腳掌第 2 蹠骨與第 3 蹠骨之間、
　　　　腳底部人字形交叉點下凹陷處靠外。

膀胱：雙腳掌內側舟骨下方的稍凸起處足跟側。

【操作】

　　上述每個反射區以壓刮法、點沖法刺激 10 ～
20 秒鐘，以局部感覺酸脹為主。每日操作 1 次，8 ～
10 天為 1 個療程。

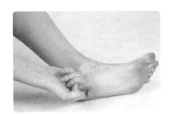

點沖法刺激失眠點

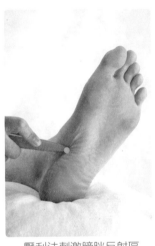

壓刮法刺激膀胱反射區

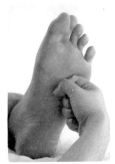

壓刮法刺激心
反射區

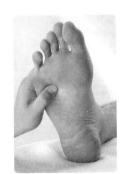

壓刮法刺激肝
反射區

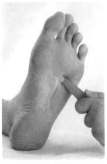

壓刮法刺激脾
反射區

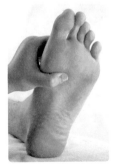

壓刮法刺激胃
反射區

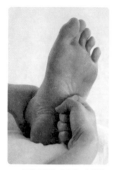
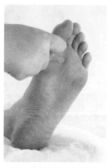
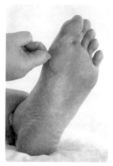
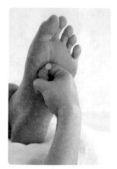

| 壓刮法刺激小腸
反射區 | 壓刮法刺激甲狀腺
反射區 | 壓刮法刺激甲狀旁
腺反射區 | 壓刮法刺激腎上腺
反射區 |

【原理】

　　足部指壓按摩防治失眠健忘安全有效，對腦垂體、甲狀腺、甲狀旁腺、腎上腺的刺激可改善人體內分泌，從根本上對失眠健忘進行治療，刺激心、肝、脾、胃、小腸反射區，可調整各臟腑功能來達到治療目的。

【日常生活小叮嚀】

（1）飲食要合理，少食肥甘厚味及辛辣之品。胃不和而臥不安，故睡前不可
　　　過飽。
（2）避免精神高度緊張，保持良好心態。睡前切勿興奮或思慮過度。如睡前
　　　不看過於激烈的電影、電視、小說，使精神放鬆，則利於入睡。
（3）適當地運動，「體腦並用，精神乃治」，規律的體能鍛鍊能提高夜間睡
　　　眠的品質。

更年期保健——卵巢功能減退，生理心理起變化

　　更年期是女性卵巢功能從旺盛狀態逐漸衰退到完全消失的一個過渡時期，包括絕經和絕經前後的一段時間，中醫稱之為「圍絕經期綜合症」。在更年期，婦女會出現一系列的生理和心理方面的變化。多數婦女能夠平穩地度過更年期，但也有少數婦女由於更年期生理與心理變化較大，從而被一系列症狀所困擾，影響身心健康。因此每個到了更年期的婦女都要注意加強自我保健，保證順利地度過人生轉折的這一時期。

更年期期間，出現一些與絕經有關的症狀，如陣發性出汗、精神倦怠、煩躁易怒、頭暈目眩、腰背疼痛、手足心熱、或月經失調等一系列由於性腺功能衰退引起的植物神經功能紊亂的症候群，這就需要特殊的保養與調理。中醫把更年期歸屬於「髒躁」範疇。治療應以補脾腎、調沖任為主，兼以疏肝理志，節嗜欲，適勞逸，慎起居，以配合治療。

一、傳統經穴指壓療法

【選穴】

心俞、肝俞、腎俞、八髎、中脘、膏肓、氣海、關元、子宮、足三里、三陰交、太溪

【定位】

心俞：在背部，當第 5 胸椎棘突下，旁開 1.5 寸。

肝俞：在背部，當第 9 胸椎棘突下，旁開 1.5 寸。

腎俞：在腰部，當第 2 腰椎棘突下，旁開 1.5 寸

八髎：位於第 1～4 骶後孔中，左右共八穴。

中脘：前正中線上，當臍中上 4 寸。

膏肓：在背部，當第 4 胸椎棘突下，旁開 3 寸。

氣海：在下腹部，前正中線上，當臍中下 1.5 寸。

關元：在下腹部，前正中線上，當臍中下 3 寸。

子宮：在下腹部，當臍中下 4 寸，中極旁開 3 寸。

三陰交：在小腿內側，當足內踝尖上 3 寸，脛骨內側緣後方。

足三里：在小腿前外側，當膝眼下 3 寸，距脛骨前緣 1 橫指。

太溪：在足內側，內踝後方，當內踝尖與跟腱之間的凹陷處。

【操作】

　　上述經穴中心俞、肝俞、腎俞、八髎以點沖法操作 5～10 秒鐘，其他以揉法操作 5～10 秒鐘，以局部感覺酸脹為主。每日操作 1 次，8～10 天為 1 個療程。

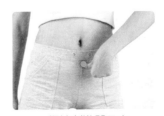

揉法刺激關元穴

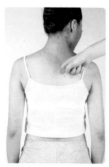
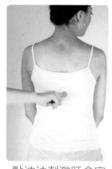
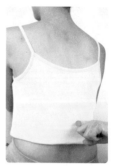

點沖法刺激心俞穴　　　點沖法刺激肝俞穴　　　點沖法刺激腎俞穴

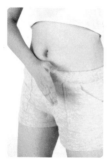
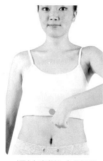
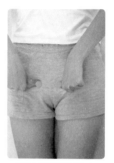

揉法刺激氣海穴　　　揉法刺激中脘穴　　　揉法刺激子宮穴

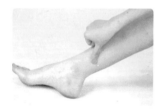
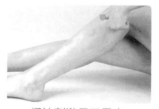
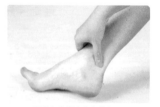

揉法刺激三陰交穴　　　揉法刺激足三里穴　　　揉法刺激太溪穴

【原理】

　　婦女更年期期間，腎氣衰竭，天癸漸竭，沖任二脈虛衰，精血不足，腎的陰陽易於失調。點按心俞、肝俞、腎俞可起到補心血，調氣血，養腎陰的功效。點按八髎穴，可刺激穴位下的卵巢等臟腑器官。太溪為腎經原穴，配合腎俞可補腎氣，養腎陰。指壓氣海、關元、子宮、足三里、三陰交皆可補氣補血，調理臟腑。

二、足部反射區指壓療法

【選穴】

腎、腎上腺、大腦、腦垂體、耳、內耳迷路、甲狀腺、甲狀旁腺、生殖腺、心、肝、脾等。

【定位】

腎：雙腳掌第 2、第 3 蹠骨近端，相當於腳掌人字形交叉後方的凹陷、腎上腺反射區的下面。

腎上腺：位於雙腳掌第 2 蹠骨與第 3 蹠骨之間、腳底部人字形交叉點下凹陷處稍外。

大腦：位於整個雙腳趾趾腹。右側大腦的反射區在左腳上，左側大腦的反射區在右腳上。

腦垂體：雙腳趾趾腹正中央。

耳：雙腳第 4、第 5 趾雙側、趾面及根部。右耳反射區在左腳上，左耳反射區在右腳上。

內耳迷路：雙腳背第 4、第 5 蹠趾關節間。

甲狀腺：位於雙腳底第 1 蹠骨頭處至第 1、第 2 蹠骨間，向趾端成彎帶狀。

甲狀旁腺：雙腳腳掌第 1 蹠趾關節內側凹陷。

生殖腺：雙足跟正中。

心：左腳掌第 4、第 5 蹠骨之間，肺反射區下方，部分被肺反射區遮蓋

肝：右腳掌第 4、第 5 蹠骨之間，前端少部分與肺反射區重疊，與左腳心臟反射區大致對稱。

脾：左腳掌第 4、第 5 蹠骨間近心端，心臟反射區下方。

【操作】

　　上述每個反射區以壓刮法、點沖法刺激 10 ～ 20 秒鐘，以局部感覺酸脹為主。每日操作 1 次，8 ～ 10 天為 1 個療程。

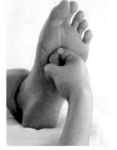
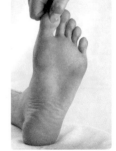

壓刮法刺激腎上腺　　壓刮大腦反射區
反射區

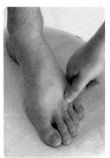
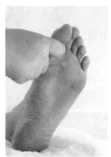
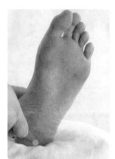

點沖法刺激耳反射區　　壓刮法刺激甲狀腺　　壓刮法刺激生殖腺
　　　　　　　　　　　　　　反射區　　　　　　　　反射區

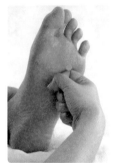
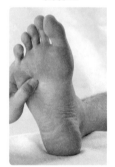
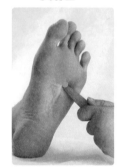

壓刮法刺激心反射區　　　壓刮法刺激肝　　　　壓刮法刺激脾
　　　　　　　　　　　　　　反射區　　　　　　　　反射區

【原理】

　　中醫認為本病與肝腎虧虛有關，故腎虛是致病之本。足部按摩具有良好的
滋補肝腎作用。對大腦、生殖器、心臟、脾等重要臟器的刺激對人體全身都有
保健作用，更年期就是人體內分泌的調節期，所以腎上腺、垂體、甲狀腺、甲
狀旁腺等腺體的按摩尤為重要，可使人更快速、更平穩地度過更年期，耳、內
耳迷路是人體的平衡器，對其刺激可使人產生「安定感」，從而有效地抑制更
年期情緒紊亂。

【日常生活小叮嚀】

　（1）正確認識更年期的生理特點，應有充分的準備，及時發現更年期的「信
　　　　號」，並採取必要的治療措施。

　（2）積極參加太極拳、太極劍、氣功、健腦體操等，根據病情有選擇地學習
　　　　運動，持續鍛鍊，不僅利於健康的恢復，更能改善失眠狀態。

　（3）確保充足的睡眠與攝取適當的營養。

神經衰弱——自律神經失調影響到生理機能

　　神經衰弱又稱「自律神經失調」，是以煩惱、衰弱為主要表現的神經症，並非神經系統病理改變所引起。神經衰弱是由於大腦神經活動，導致大腦興奮與抑制功能失調而產生的一組以精神易興奮，大腦易疲勞，情緒不穩定等症狀為特點的神經功能性障礙。

　　神經衰弱是一種常見的慢性疾病，常見的症狀有失眠、多夢、頭痛、頭昏、記憶力減退、注意力不集中、自我控制能力減弱、容易激動，同時還伴有心慌、氣短、出汗較多，食欲不振，有時出現便秘。中醫理論認為陰陽失調是神經衰弱的關鍵所在。

一、傳統經穴指壓療法

【選穴】

印堂、百會、太陽、中府、靈墟、神封、夾脊、風池、腎俞

【定位】

印堂：在額部，當兩眉頭之中間。

百會：在頭部，兩耳尖連線的中點處。

太陽：當眉梢與目外眥之間，向後約 1 橫指的凹陷處。

中府：在胸前壁的外上方，雲門下 1 寸，平第 1 肋間隙，距前正中線 6 寸。

靈墟：在胸部，當第 3 肋間隙，前正中線旁開 2 寸。

神封：在胸部，當第 4 肋間隙，前正中線旁開 2 寸。

夾脊：在背腰部，當第 1 胸椎至第 5 腰椎棘突下兩側，後正中線旁開 0.5 寸，一側 17 穴。

風池：枕骨之下，與風府相平，胸鎖乳肌與斜方肌上端凹陷處。

腎俞：在腰部，當第 2 腰椎棘突下，旁開 1.5 寸。

【操作】

　　上述每個經穴以揉法、點沖法操作 5 ～ 10 秒鐘，以局部感覺酸脹為主。

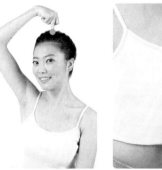

揉法刺激百會穴　　點沖法刺激腎俞穴

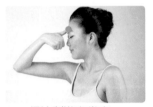

揉法刺激印堂穴

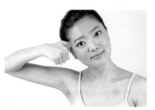

點沖法刺激太陽穴

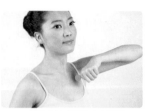

點沖法刺激中府穴

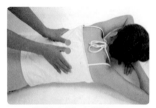

揉法刺激夾脊穴

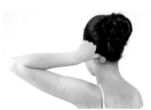

揉法刺激風池穴

每日操作 1 次，8 ～ 10 天為 1 個療程。

【原理】

　　中國中醫認為，神經衰弱多由思慮傷脾，脾失健運，生化之源不足，以致心血虧虛，心神不安；或心膽素虛，驚恐傷神，心虛不安；或久病傷陰，水不濟心，心腎不交所致。中醫多將神經衰弱分為心脾兩虛、心腎不交、肝氣瘀滯等證。

　　在頭頸部，我們選用印堂穴、百會穴、太陽穴，以達到鎮靜安神，開竅寧神，疏風散熱，解痙止痛之功效。在胸腹部，我們選用中府、靈墟、神封等穴，以達到清宣上焦，疏通肺氣，解除胸脅脹滿、心慌、虛脫等症。在腰背部，我們選用夾脊穴、風池穴、腎俞穴等，以到達調理臟腑，通利筋骨，聰耳明目之功效。

二、足部反射區指壓療法

【選穴】

心、肝、脾、胃、小腸、失眠點、腦垂體、甲狀腺、甲狀旁腺、腎上腺、膀胱

壓刮法刺激心反射區

【定位】

心：左腳掌第 4、第 5 蹠骨之間，肺反射區下方，部分被肺反射區遮蓋。　肝：右腳掌第 4、第 5 蹠骨之間，前端少部分與肺反射區重疊，與左腳心臟反射區大致對稱。

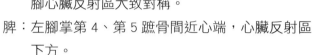

點沖法刺激失眠點

脾：左腳掌第 4、第 5 蹠骨間近心端，心臟反射區下方。

胃：雙腳掌第 1 蹠趾關節後，即第 1 蹠骨體中段。

小腸：雙腳掌第 1、第 2、第 3 楔骨和少部分骰骨至跟骨間凹陷區域，被大腸反射區所包圍。

失眠點：足底跟部，當足底中線與內、外踝尖連線相交處，即腳跟的中心處。

腦垂體：雙腳趾趾腹正中央。

甲狀腺：位於雙腳底第 1 蹠骨頭處至第 1、第 2 蹠骨間，向趾端成彎帶狀。

甲狀旁腺：雙腳腳掌第 1 蹠趾關節內側凹陷處。

腎上腺：位於雙腳掌第 2 蹠骨與第 3 蹠骨之間、腳底部人字形交叉點下凹陷處稍外。

膀胱：雙腳掌內側舟骨下方的稍凸起處足跟側。

【操作】

　　上述每個反射區以壓刮法、點沖法刺激 10～20 秒鐘，以局部感覺酸脹為主。每日操作 1 次，8～10 天為 1 個療程。

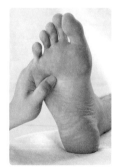
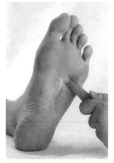
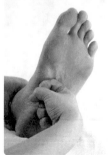
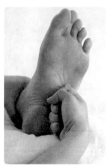

壓刮法刺激肝反射區　壓刮法刺激脾反射區　指刮刺激胃反射區　壓刮法刺激小腸反射區

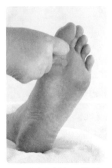 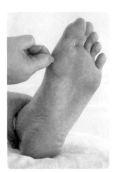 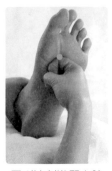 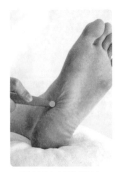

壓刮法刺激甲狀腺　　點沖法刺激甲狀旁　　壓刮法刺激腎上腺　　點沖法刺激膀胱
反射區　　　　　　　腺反射區　　　　　　反射區　　　　　　　反射區

【原理】

　　足部指壓按摩防治失眠健忘安全有效，對臟腑反射區的刺激，可有效地使人體內環境得到改善，在根本上對大腦的工作、休息、正常運轉起到改善調節的作用，並在精神上使人放鬆，從而有效地消除神經衰弱現象。

　　腦垂體是人體分泌自然激素最多的器官，對腦垂體刺激可使其對全身激素水準進行調控。對脾、胃、小腸反射區的刺激有益人體水穀之氣運化，對大腦起營養作用。刺激甲狀腺、腎上腺，可促進甲狀腺激素、腎上腺激素分泌，可極大程度上緩解腦疲勞。膀胱主藏水氣，刺激膀胱則水濕濁氣運化可使神智清明。

【日常生活小叮嚀】

（1）攝取充足的營養，擁有健康的身體，保持愉快輕鬆的心情。

（2）最重要是講究「勞逸結合」。參加跑步、做體操、打球和游泳等體育活動，對神經系統有極佳的調節作用。

PART
06

點點按按
擺脫常見病困擾

人吃五穀雜糧，生病在所難免。當身體出現不適時，
不要著急，要知道我們的身上攜帶著綠色藥囊一穴
位。人體穴位遍布全身各個部位，上至頭頂，下至腳
端，無處不在。因此，無論何時身體不適時，立刻用
自己的手指以不同力度按摩穴位，能在一定程度上緩
解疼痛。當然，生病了，去醫院治療才是最為主要的，
但指壓療法可以作為輔助治療，幫助及早治癒疾病。

一、內科疾病

/頭痛——由壓力與緊張所引起/

頭痛是指局限於頭顱上半部，包括眉弓、耳輪上緣和枕外隆突連線以上部位的疼痛。頭痛的形成主要是由於感受外邪，肝陽上亢，腦絡閉阻等原因引起，但時常會有多種原因交雜在一起而引起頭痛，因此病因診斷經常會比較困難。

一、傳統經穴指壓療法

【選穴】

百會、風池、神庭、印堂、合谷、豐隆、太沖

【定位】

百會：位於頭頂正中心，當兩耳角直上連線的中點。

風池：位於項後枕骨下兩側，胸鎖乳突肌與斜方肌之間凹陷中，平風府穴。

神庭：位於頭部，當前髮際正中直上 0.5 寸。

印堂：位於前額，當兩眉頭連接的中點。

合谷：位於手背部，當第 1、第 2 掌骨之間，約平第 2 掌骨中點處。

豐隆：位於小腿前外側，外膝眼與外踝尖連線的中點，條口穴外開 1 橫指。

太沖：位於足背部，當第 1、第 2 蹠骨結合部之前凹陷中。

【操作】

百會穴、神庭穴以切法，其餘穴位以揉法或點衝刺法操作 5 ～ 10 秒鐘，以局部感覺酸脹為主。每日操作 1 ～ 2 次，8 ～ 10 天為 1 個療程。

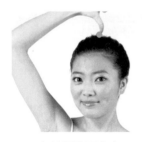
切法刺激百會穴

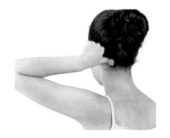
揉法刺激風池穴

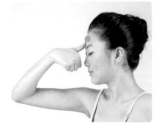
揉法刺激印堂穴

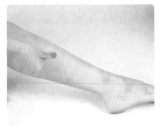

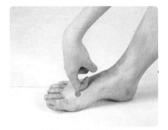

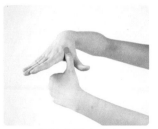

| 揉法刺激豐隆穴 | 點沖法刺激太沖穴 | 揉法刺激合谷穴 |

【原理】

　　百會穴為督脈之穴，且穴位較表淺，是治療頭痛的要穴，風池、印堂等穴位於頭部為近端取穴，合谷為遠端取穴，以上穴位對頭痛有明顯療效。

二、人體神經幹刺激點指壓療法

【選穴】

眶上神經點、耳顳神經點、頸叢點、枕大神經點

【定位】

眶上神經點：位於眶上緣內 1/3 與外 2/3 交界處。

耳顳神經點：位於耳屏前緣凹陷的溝中，顳淺動脈後方。

頸叢點：位於胸鎖乳突肌後緣中點。

枕大神經點：位於兩乳突連線與後正中線相交點旁開 1.5 釐米處。

【操作】

　　上述每個神經幹刺激點以捫法、點沖法、揉法交替刺激約 10 ～ 20 秒鐘，以局部感覺酸脹為主。每日操作 1 次，8 ～ 10 天為 1 個療程。

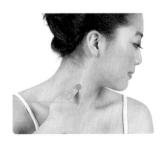

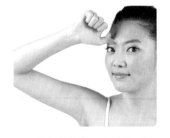

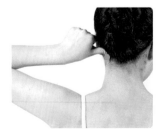

| 揉法刺激頸叢神經點 | 點沖法刺激眶上神經點 | 揉法刺激枕大神經點 |

【原理】

　　點揉上述神經點可緩解頭痛，點法與揉法交替使用可減輕操作時給患者局部的刺激點帶來的持續性疼痛。

【日常生活小叮嚀】

（1）生活調理應注意避風寒、保暖，防止誘發致病。

（2）規律的睡眠、運動，注意勞逸結合，調節保護眼睛是重要的預防措施。

（3）飲食宜清淡，除米麵主食外可多食青菜水果類食物；避免攝入引起偏頭痛的食物如含高酪胺的巧克力、動物脂肪、牛肉、香腸等。

（4）避免使用誘發偏頭痛藥物如避孕藥、硝酸甘油、組織胺、利血平、肼苯達嗪、雌激素、過量維生素 A 等。

（5）戒煙戒酒。

感冒——細菌病毒引起的呼吸道疾病

　　臨床主要表現為鼻塞、流涕、噴嚏、咳嗽、頭痛、惡寒發熱、全身不適等。全年均可發病，但以冬、春季節為多。現代醫學認為當人體受涼、淋雨、過度疲勞時，可使全身或呼吸道局部防禦功能降低，則原已存在於呼吸道的或從外界侵入的病毒、細菌可迅速繁殖，引起本病，並以鼻咽部炎症為主要表現。引起普通感冒的主要為「鼻病毒」。

　　中醫將感冒分為風寒感冒、風熱感冒等類型，其中「風寒感冒」表現為惡寒重，低熱或不發熱，無汗，鼻癢噴嚏，鼻塞聲重，痰液清稀，肢體酸楚；「風熱感冒」表現為微惡風寒，發熱重，有汗，鼻塞濁涕，痰稠或黃，咽喉腫痛，口渴。如果感冒夾濕則頭痛如裹，胸悶納呆；夾暑則汗出不解，心煩口渴。

一、傳統經穴指壓療法

【選穴】

風池、印堂、大椎、風門、肺俞、太陽

【定位】

風池：位於項後枕骨下兩側，胸鎖乳突肌與斜方肌之間凹陷中，平風府穴。

印堂：位於兩眉頭連接的中點。

大椎：位於第 7 頸椎棘突下。

風門：位於第 2 胸椎棘突下，旁開 1.5 寸。

肺俞：位於第 3 胸椎棘突旁開 1.5 寸。

太陽：位於眉梢與目外眥之間向後約 1 寸處凹陷中。

【操作】

　　風池穴以點沖法，風門、肺俞等穴以壓刮法、揉法操作 5 ～ 10 秒鐘，局部感覺酸脹為主。太陽、印堂、大椎穴以揉法操作至局部微紅為度。每日操作 1 次，5 ～ 7 天為 1 個療程。

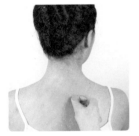
壓刮法刺激肺俞穴

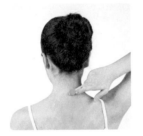
揉法刺激大椎穴

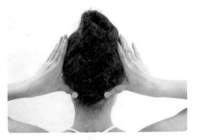
點沖法刺激風池穴

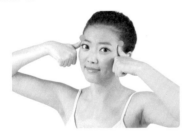
揉法刺激太陽穴

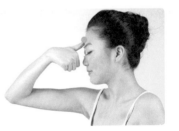
揉法刺激印堂穴

【原理】

　　感冒多是由外邪侵犯衛表而致，風池為足少陽經與陽維脈的交會穴，「陽維為病苦寒熱」，故風池既可疏散風邪，又與太陽穴相配清理頭目。印堂是治療頭痛的常用穴。風門、肺俞可疏散風寒。大椎為督脈之穴，督脈主一身之陽氣，用掌指摩擦大椎，可驅邪外出。按揉上述穴位則可起到宣衛解表的作用。

二、現代人體反射區指壓療法

1. 足部反射區指壓療法

【選穴】

喉、扁桃腺、氣管、肺及支氣管

【定位】

喉：位於雙腳背第 1、第 2 蹠骨間關節處，近趾側。

扁桃腺：位於雙腳趾第 1 趾骨背面，延伸至肌腱兩側。

氣管：位於雙腳背第 1 蹠骨外緣。

肺及支氣管：位於雙腳斜方肌反射區下方，自甲狀腺反射區向外成扇形到腳底
外側肩反射區處，在第 3 腳趾近節趾骨向趾腹跟部延伸呈一豎條
狀區域為支氣管敏感帶。

【操作】

　　上述每個反射區以壓刮法操作 5 ～ 10 秒鐘，以局部感覺酸脹為度。每日操
作 1 次，5 ～ 7 天為 1 個療程。

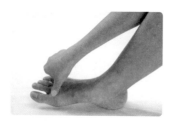

壓刮法刺激氣管反射區

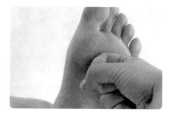

壓刮法刺激肺與支氣管反射區

【原理】

　　感冒是由於感受風寒或病毒感染而引起的，所以必定會侵犯呼吸道，因此
在選用反射區時，要選擇與呼吸道相關的反射區，使用按壓法即可起到良好療
效。

2. 手部反射區指壓療法

【選穴】

舌及口腔、喉及氣管、扁桃體、肺及支氣管、甲狀腺

【定位】

舌及口腔：位於雙手拇指背側，拇指指間關節後方正中線。

喉及氣管：位於雙手背側第 1 掌指背側。

扁桃體：位於雙手拇指第 1 指節橫紋下，分佈於內外兩側。

肺及支氣管：肺反射區位於雙手掌側，橫跨第 2～5 掌骨，靠近掌指關節區域。

　　　　　　支氣管反射區位於中指第 3 近節指骨。

甲狀腺：位於雙手掌側第 1 掌骨近心端起至第 1、第 2 掌骨之間，轉向拇指尖

　　　　方向至虎口邊緣連成帶狀區域。

【操作】

　　上述每個反射區以揉法、捏法的手法操作 5～10 秒鐘，以局部感覺酸脹為主。 每日操作 1 次，5～7 天為 1 個療程。

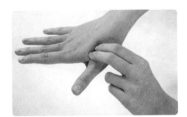

捏法刺激口腔反射區

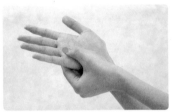

刮揉法刺激肺支氣管反射區

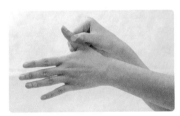

揉捏法刺激扁桃體反射區

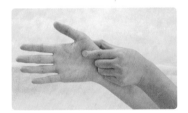

揉捏法刺激甲狀腺反射區

【原理】

　　手部反射區的選取與足部大致相同，患者可自行揉按，操作方法簡便，治療效果佳。

【日常生活小叮嚀】

（1）平日多喝水，多休息。

（2）要注意手部衛生，在沒有徹底洗手前，不要觸摸鼻子和眼睛等。

（3）加強運動鍛鍊體魄，提高耐寒能力以適應外界環境的變化，注意保暖及調節室內空氣濕度，預防感冒的發生。

（4）儘量少到人多的公共場所，不接觸患有感冒的病人。

咳嗽——不可輕忽的呼吸道症狀

　　咳嗽是人體的一種保護性呼吸反射動作。通過咳嗽反射能有效地清除呼吸道內的分泌物或進入氣道的異物。但劇烈咳嗽可導致呼吸道出血，如長期、頻繁、劇烈咳嗽會影響工作、休息，甚至引起喉痛、音啞和失音等病理現象。引起咳嗽的常見疾病主要有上呼吸道感染、肺炎、咽喉炎、支氣管炎等。

　　中醫理論認為咳嗽是因外感六淫，臟腑內傷，影響於肺所致的有聲有痰之證。臨床將咳嗽分為外感咳嗽和內傷咳嗽，其中外感咳嗽又分為風寒咳嗽、風熱咳嗽、風燥咳嗽等，內傷咳嗽又分為肺虛咳嗽、腎虛咳嗽等。

一、傳統經穴指壓療法

【選穴】

中府、雲門、尺澤、孔最、天突、肺俞、豐隆

【定位】

中府：位於胸前臂的外上方，雲門下 1 寸，平第 1 肋間隙，距前正中線 6 寸。

雲門：位於胸前臂的外上方，肩胛骨喙突上方，鎖骨下窩凹陷處，距前正中線 6 寸。

尺澤：位於肘橫紋中，當肱二頭肌腱橈側凹陷處。

孔最：位於前臂掌面橈側。

天突：胸骨上窩正中。

肺俞：位於第 3 胸椎棘突下，旁開 1.5 寸。

三陰交：內踝尖上 3 寸，脛骨內側面後緣。

【操作】

　　上述每個經穴以揉法操作 5 ～ 10 秒鐘，以能夠耐受局部產生酸脹或麻感為主。每日操作 1 ～ 2 次，8~10 天為 1 個療程。

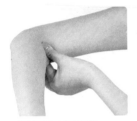

揉法刺激尺澤穴

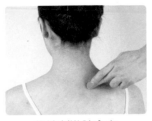

揉法刺激肺俞穴

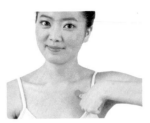

揉法刺激中府穴

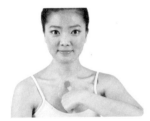

揉法刺激天突穴

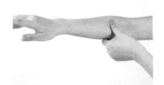

揉法刺激孔最穴

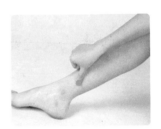

揉法刺激三陰交穴

【原理】

　　引起咳嗽的主要原因有外感和內傷，無論外感還是內傷所引起的咳嗽，都與呼吸系統有關，中府、雲門、尺澤、孔最為手太陰肺經之穴，肺主皮毛，司一身之表，循經取穴可散風祛邪，宣肺解表。且取肺俞與中府為俞募相配，使肺氣通暢，清肅有權。天突為任脈穴，可疏導咽喉及肺系氣血，達到止咳之效。三陰交可疏肝健脾，化痰止咳。外感者通常應宣肺化痰止咳，內傷者宜補虛化痰止咳，故可選用以上穴位進行治療。

二、人體神經幹刺激點指壓療法

【選穴】

喉返神經點、舌下神經點

【定位】

喉返神經點：喉結下 2 橫指，氣管兩旁。

舌下神經點：舌骨大角與下頜角連線中點。

上述每個神經幹刺激點以捫法、點沖法刺激 10 ～ 20 秒鐘，以局部感覺酸脹為主。每日操作 1 次，8 ～ 10 天為 1 個療程。

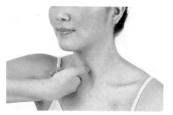
捫法刺激喉返神經點

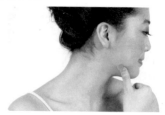
揉法刺激舌下神經點

【原理】

迷走神經的分支喉返神經支配喉肌運動，故咳嗽受該神經支配，選擇喉返反射點能有效治療咳嗽，也可選擇舌下神經點輔以治療。

【日常生活小叮嚀】

（1）在氣候乾燥的季節使用空氣加濕器，保持咽喉部的濕潤。

（2）睡眠充足，飲水充足，多吃蔬菜和水果，飲食要易於消化且富有營養，應以清淡為主，避免油膩辛辣等刺激之品。

（3）適當運動，鍛鍊體魄，提高身體免疫力預防感冒。

胃腸炎——人體消化道受刺激所引起的發炎

胃腸炎是由細菌及病毒等微生物感染所引起的炎症，是常見病、多發病。其臨床表現主要為腹痛、腹瀉、噁心、嘔吐、發熱等，嚴重者可致脫水、電解質紊亂、休克等。胃腸炎常見於夏秋兩季，多分為急性胃腸炎和慢性胃腸炎兩種。多由於食進含有病原菌及其毒素的食物，或飲食不當，如過食有刺激性的不易消化的食物而引起的腸胃道黏膜的急性炎症性改變。

中醫學無胃腸炎的病名，但根據其臨床特點，屬中醫學的慢性腹痛、慢性腹瀉範疇。其發病原因可為脾胃虛弱、腎陽虛衰、和肝臟乘脾、瘀阻腸絡等。中醫根據病因和體質的差別，將胃腸炎分為濕熱、寒濕和飲食積滯等不同類型。

一、傳統經穴指壓療法

【選穴】

中脘、上脘、氣海、神闕、足三里

【定位】

中脘：位於前正中線臍上 4 寸。

上脘：位於前正中線臍上 5 寸。

氣海：位於前正中線臍下 1.5 寸。

神闕：位於前正中線臍窩正中。

足三裡：位於膝眼穴下 3 寸，當脛骨前脊外 1 橫指處。

【操作】

　　上述每個經穴以揉法或點沖法操作 5 ～ 10 秒鐘，以局部感覺酸脹為主。每日操作 1 次，8 ～ 10 天為 1 個療程。

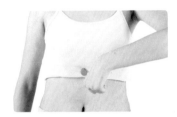

揉法刺激中脘穴

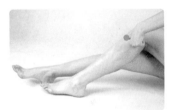

揉法刺激足三里穴

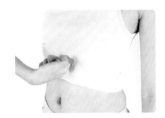

點沖法刺激上脘穴

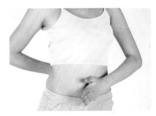

掌揉法刺激神闕穴

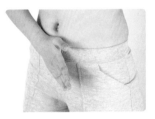

揉法刺激氣海穴

【原理】

　　胃腸炎分為濕熱、寒濕、積滯等多種類型，選用上述穴位即是採取了近治與遠治相結合的原則，中脘為胃之募穴，八會穴之一，上脘為局部取穴，治療胃部不舒服，氣海為先天元氣彙聚之處，足三里是胃之下合穴，按揉這些穴位可在一定程度上糾正電解質紊亂，燥濕祛寒，從而起到治療作用。

二、人體神經幹刺激點指壓療法

【選穴】

腓深神經點

【定位】

腓深神經點：外膝眼下 3 寸，脛骨外緣 1 橫指。

【操作】

上述神經幹刺激點以捫法、叩法強刺激 10～20 秒鐘，以感覺酸脹麻為主。每日操作 1 次，8～10 天為 1 個療程。

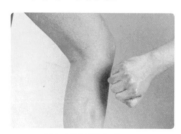

叩法刺激腓深神經點

【原理】

腓神經分為淺深兩部，而深部的腓深神經則在一定程度上影響著胃腸功能，因此胃腸炎者以點法對腓深神經點進行強刺激，可起到良好療效。

【日常生活小叮嚀】

（1）臨床實驗證明，手足耳穴按摩治療慢性胃腸炎效果顯著，但是本病受諸多因素影響，故常有反復現象，必須堅持治療 1～3 個療程，甚至更長時間，才有根治之希望。

（2）不要在飯後一小時內進行指壓療法。

（3）飲食要定時、定量、調攝寒溫；治療期間忌食辛、辣、酸、冷、油膩、刺激食物。

（4）避免精神刺激，保持心情舒暢，避免傷風感冒等。

（5）注意餐具衛生，使用前後應清洗。有些人在使用餐具前用開水沖一下，其實不如用清潔的水徹底地沖洗有效。洗碗布要保持清潔，儘量保持乾燥，否則容易滋生細菌。

高血壓──造成心血管疾病的重要因素

　　高血壓是一種以動脈血壓持續升高為主要表現的慢性疾病，常引起心、腦、腎等重要器官的病變並出現相應的後果。它有原發性高血壓和繼發性高血壓之分。按照世界衛生組織（WHO）建議使用的血壓標準是：凡正常成人收縮壓應小於或等於 140mmHg（18.6kPa），舒張壓小於或等於 90mmHg（12kPa）。亦即收縮壓在 141～159mmHg（18.9～21.2kPa）之間，舒張壓在 91～94mmHg（12.1～12.5kPa）之間，為臨界高血壓。診斷高血壓時，必須多次測量血壓，至少有連續兩次舒張壓的平均值在 90mmHg（12.0kPa）或以上才能確診為高血壓。

　　高血壓發病的原因很多，可分為遺傳和環境兩個方面。高血壓患者多表現為頭痛、眩暈、耳鳴、噁心、嘔吐、心悸氣短、失眠、肢體麻木等症狀。

一、傳統經穴指壓療法

【選穴】

百會、通裡、神庭、合谷、風府、橋弓

【定位】

百會：位於頭頂正中心，兩耳角直上連線中點。

通裡：位於腕橫紋尺側端，尺側腕屈肌腱的橈側緣上
　　　1 寸。

神庭：位於前髮際正中直上 0.5 寸。

風府：為後髮際正中直上 1 寸。

橋弓：位於耳垂後翳風到同側缺盆穴連成的一線。

【操作】

　　百會、通裡、神庭、風府等穴用以揉法操作 5～10 秒鐘，以局部感覺酸脹為主；橋弓則採用壓刮法按照肌肉走行方向進行操作。每日操作 1～2 次，8～10 天為 1 個療程。

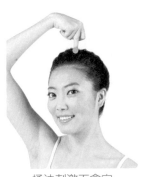

揉法刺激百會穴

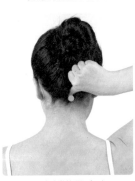

揉法刺激風府穴

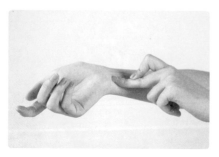
揉法刺激通裡穴

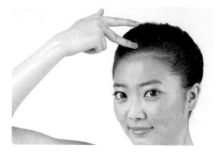
揉法刺激神庭穴

【原理】

　　高血壓是由於體循環動脈壓升高為主要特徵的一種疾病，而誘發此病的原因很多，故應根據臨床表現、病史等資訊進行辨證論治。臨床上通常採用上述穴位進行針刺而達到降壓的作用，同樣用按揉、推揉等推拿手法也可產生同樣的治療效果，同時減輕了針刺所帶來的不必要的疼痛。

二、現代人體反射區指壓療法

1.足部反射區指壓療法

【選穴】

腎、輸尿管、小腦及腦幹、頸項、大腦、頸椎

【定位】

腎：位於雙腳掌第 2、第 3 蹠骨近端，相當於腳掌人字形交叉後方的凹陷、腎上腺反射區的下面。

輸尿管：位於雙腳掌自腎反射區至膀胱反射區之間，呈線狀弧形區域。

小腦及腦幹：位於雙腳趾腹外側根部靠近第 2 趾的一側，左半部小腦的反射區在右腳上，右半部小腦的反射區在左腳上。

頸項：位於雙腳趾根部橫紋處，左側頸項反射區在右腳上，右側反射區在左腳上。

大腦：位於整個雙腳趾趾腹。右側大腦的反射區在左腳上，左側大腦的反射區在右腳上。

頸椎：位於雙腳趾近節趾骨內側。

【操作】

　　上述每個反射區以按揉法和壓刮法兩法交替刺激，操作時間約 5 ～ 10 秒鐘，以局部感覺酸脹為主。每日操作 1 次，8 ～ 10 天為 1 個療程。

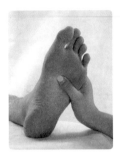 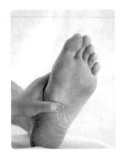 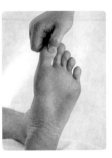 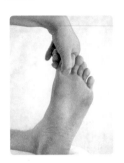

揉法刺激腎反射區　　壓刮法刺激輸尿管　　壓刮法刺激大腦　　壓刮法刺激頸項
　　　　　　　　　　反射區　　　　　　　反射區　　　　　　反射區

【原理】

　　為治療此病所選用的反射區區域相對較大，可採用推、刮兩種方法進行操作，在這些反射區中腎區、頸項區和頸椎區對高血壓的影響較大，故可加強對這些反射區的操作。

2. 手部反射區指壓療法

【選穴】

大腦、內耳迷路、頸項、心、腎、膀胱、輸尿管

【定位】

大腦：位於雙手掌側，十指遠節手指橫紋以上指腹均為大腦反射區。拇指、食
　　　指為額葉反射區，中指為頂葉反射區，無名指為顳葉反射區，小指為枕
　　　葉反射區。左半大腦反射區在右手上，右半大腦反射區在左手上。

內耳迷路：位於雙手背側，第 3 ～ 5 掌指關節之間，第 3 ～ 5 指根部結合處。

頸項：位於雙手拇指掌側和背側，下頜反射區下方整個第 1 掌骨體。

心：位於左手尺側，手掌及手背部第 4、第 5 掌骨體之間遠端。

脾：位於左手掌側第 4、第 5 掌骨間中段遠端。

腎：位於雙手掌中央。

膀胱：雙手掌下方，手腕骨頭狀骨骨面上。

輸尿管：位於雙手掌中部，上接腎反射區，下連膀胱反射區。

【操作】

　　上述每個反射區以捏法、捫法、點法、壓刮法操作 5 ～ 10 秒鐘，以局部感覺酸脹為主。每日操作 1 次，8 ～ 10 天為 1 個療程。

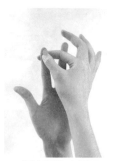
捏法刺激大腦
反射區

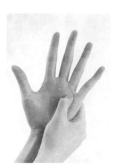
點沖法刺激心臟
反射區

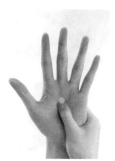
壓刮法刺激腎
反射區

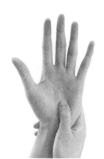
壓刮法刺激膀胱
反射區

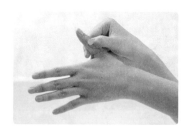
捫法刺激頸項反射區

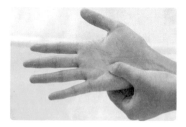
壓刮法刺激輸尿管反射區

【原理】

　　本病最常出現眩暈、頭痛、耳鳴、心悸、胸痹、中風等症狀，刺激大腦、內耳迷路、頸項等手部反射區，可明顯改善眩暈、頭痛、耳鳴等症狀，刺激心、腎、膀胱、輸尿管可改善心悸、胸痹、中風等症狀。並配對其他相應反射區來進行治療，其手法以指壓法為主，效果會更好。

【日常生活小叮嚀】

（1）心態平和，勞逸結合，起居有常。

（2）調整飲食習慣，清淡飲食，忌食肥甘厚味，控制熱量和體重，減少疾病

發生。

（3）食鹽攝入量最好控制在每日 5 公克以下，對血壓較高或合併心衰者攝
　　鹽量應更嚴格限制，每日用鹽量以 1 ～ 2 公克為宜。

（4）調節情志，適當運動，並定期監測血壓。

中風後遺症——須長期持續治療

　　中風是以突然昏僕、意識模糊、口舌歪斜、言語謇塞、偏身麻木為
主症的一種疾病。它包括現代醫學的腦出血、腦栓塞、短暫腦缺血發作
等病，是一種死亡率較高的疾病。中風後遺症是指中風發病 6 個月以後，
仍遺留程度不同的偏癱、麻木、言語謇澀不利、口舌歪斜、癡呆等。中
風後遺症常因本體先虛，陰陽失去平衡，氣血逆亂，痰瘀阻滯，肢體失
養所致。痰瘀為本病的主要病理因素，痰瘀阻滯脈絡而致肢體不能隨意
運動，久則患肢枯瘦，麻木不仁。

　　中風後遺症屬中醫「偏癱」、「偏枯」、「偏廢」等病證範疇。根
據其臨床表現常可分為氣虛血瘀、肝腎虧虛、脾虛痰濕等證型。對於中
風後遺症，必須抓緊時間積極治療。中風之後，臟腑虛損，功能失調，
病邪稽留日久，正氣必定耗損，臨床上尤以氣虛、肝腎陰虛、心脾陽虛
突出。因此，臨床治療以滋陰益氣健脾、活血化瘀為主。

一、傳統經穴指壓療法

【選穴】

風府、百會、合谷、少澤、委中、太沖、風市

【定位】

風府：位於後髮際正中直上 1 寸。

百會：位於後髮際正中直上 7 寸，頭頂正中。

合谷：位於手背，第 1、第 2 掌骨之間，約平第 2 掌骨中點處。

少澤：位於小指尺側，指甲角旁約 0.1 寸。

委中：位於膕橫紋中點，當股二頭肌腱與半肌腱之間。

太沖：位於足背，第 1、第 2 蹠骨結合部之前凹陷中。

風市：位於大腿外側中間，膕橫紋水平線上 7 寸，患者以手貼於大腿外側，中
　　　指尖處是穴。

【操作】

　　上述每個經穴以揉法、捫法操作 5 ～ 10 秒鐘，以局部感覺酸脹為主。每
日操作 1 次，8 ～ 10 天為 1 個療程。

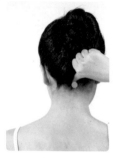

揉法刺激風府穴

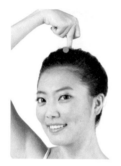

揉法刺激百會穴

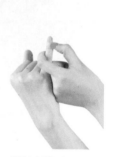

捫法刺激少澤穴

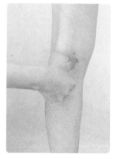

揉法刺激委中穴

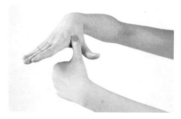

揉法刺激合谷穴

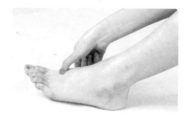

捫法刺激太沖穴

【原理】

　　中風後遺症多表現為肢體活動受限、意識模糊、舌強不語等。腦為元神之
府，督脈入絡腦，百會、風府為督脈之穴，可醒腦調神導氣。合谷、少澤和委
中、太沖、風市疏通肢體經絡，分別治療上下肢不遂。上述穴位中，尤以委中
穴治療效果突出，委中穴是膀胱經的合穴，與太沖穴配對對肝腎陰虛所致的中
風後遺症有顯著治療效果。

二、人體神經幹刺激點指壓療法

【選穴】

臂叢點、坐骨神經、脛神經點、腓總神經點、股神經點

【定位】

臂叢點：位於鎖骨中點上 1 寸。

坐骨神經：位於坐骨結節與股骨大轉子連線的中、內 1/3 交界處，或臀橫紋與
　　　　　膕窩連線中點。

脛神經點：位於膕窩中點下 2 寸。

腓總神經點：位於腓骨小頭後下緣。

股神經點：位於腹股溝韌帶下 1 寸，當股動脈外緣。

【操作】

　　上述每個神經幹刺激點以捫法、叩法、點按、點沖法刺激 10 ～ 20 秒鐘，
以局部感覺酸脹為主。每日操作 1 次，8 ～ 10 天為 1 個療程。

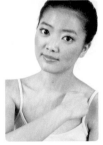 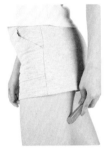 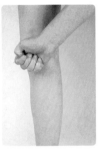 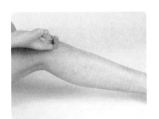

叩法刺激臂叢點　　　點按法刺激坐骨　　　叩法刺激脛神經點　　點沖法刺激腓總神經點
　　　　　　　　　　神經點

【原理】

　　臂叢神經、坐骨神經、脛總神經、腓總神經及股神經都是支配人體肌肉的
幾大神經，當出現中風後遺症時，會出現肢體麻木無力甚至萎軟不用、舌強語
塞，在上述各神經點都會有相應反應，因此用手指點按刺激上述神經點也可收
到療效。

【日常生活小叮嚀】

（1）調節情志，按時進行復健。

（2）外出時多穿衣物，避免寒涼刺激加重病情。

（3）長期臥床的患者應注意預防褥瘡的發生，保證呼吸道的通暢。

（4）低鹽低脂飲食，減少疾病的誘發因素。

（5）作息規律，定期監控血壓。

糖尿病——控制不佳易引發併發症

糖尿病是由遺傳因素、免疫功能紊亂、微生物感染及其毒素、自由基毒素、精神因素等各種致病因數作用於機體導致胰島功能減退、胰島素抵抗等而引發的糖、蛋白質、脂肪、水和電解質等一系列代謝紊亂綜合症，臨床上以高血糖為主要特點，典型病例可出現多飲、多食、多尿、消瘦等「三多一少」症狀，糖尿病（血糖）一旦控制不好會引發併發症，導致腎、眼、足等部位的衰竭病變，且無法治癒。

中醫將糖尿病歸為「消渴病」的範疇，認為素體陰虛，飲食不節，形體肥胖，情志失調，肝氣鬱結，外感六淫，毒邪侵害等均可引發糖尿病。糖尿病的早期症狀多為眼睛疲勞、視力下降、饑餓多食、手足發抖震顫等。

一、傳統經穴指壓療法

【選穴】

脾俞、胃俞、足三里、氣海、章門、期門、蠡溝、太沖

【定位】

脾俞：位於第 11 胸椎棘突下，當督脈旁開 1.5 寸。

胃俞：位於第 12 胸椎棘突下，後正中線旁開 1.5 寸。

足三里：位於膝眼穴下 3 寸，當脛骨旁開 1 寸。

氣海：位於腹正中線上，當臍下 1.5 寸處。

章門：位於側腹部，當第 11 浮肋端之下端。

期門：位於乳頭之下，當 6、7 肋之間。

蠡溝：位於內踝尖直上 5 寸。

太沖：位於足背第 1、第 2 趾關節後凹陷處。

【操作】

上述每個經穴以揉法操作 5 ～ 10 秒鐘，以局部產生酸脹麻感為主。每日操作 1 ～ 2 次，8 ～ 10 天為 1 個療程。

【原理】

對於糖尿病這種慢性多發且兼有多種併發症的疾病，需採用近治與遠治聯

合治療的方法，引起該病的主要原因是素體虛弱、飲食不節、形體肥胖等原因，而脾胃為後天之本，故治療時可取脾俞、胃俞、足三里、氣海等穴以扶正補虛，選用章門、期門、蠡溝及太沖等穴則是針對由於情志失調、肝氣鬱結等原因導致的糖尿病。此外在使用操作手法時，要使用輕柔的按、揉法，力度要適中，因為糖尿病患者皮膚較為脆弱且易受細菌的感染，故操作時不可擦破皮膚。

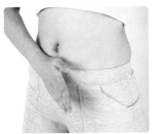

揉法刺激氣海穴

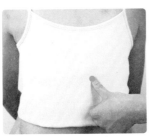

揉法刺激脾俞穴

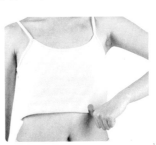

揉法刺激期門穴

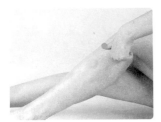

揉法刺激足三里穴

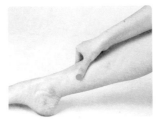

揉法刺激蠡溝穴

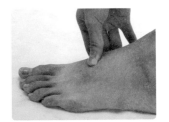

揉按法刺激太沖穴

二、現代人體反射區指壓療法

1. 足部反射區指壓療法

【選穴】

胰、內側坐骨神經

【定位】

胰：從腳掌第 1 蹠骨體下段，在胃和十二指腸反射區之間。

內側坐骨神經：從雙腳內踝關節起，沿脛骨內後緣上行至脛骨內上髁下方凹陷處為止。

【操作】

　　上述每個反射區以壓刮法、揉推操作 5 ～ 10 秒鐘，以局部感覺酸脹為主。每日操作 1 次，8 ～ 10 天為 1 個療程。

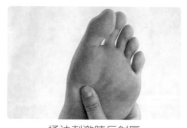
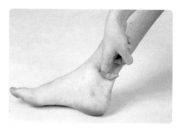

揉法刺激胰反射區　　　　　壓刮法刺激內側坐骨神經

【原理】

　　引起糖尿病的原因還有胰島素分泌異常，因此在人體反射區療法中特別推薦胰反射區，因為胰腺是分泌胰島素的器官，故治療時該反射區為重點推、刮區域，同時配伍內側坐骨神經反射區，療效甚佳。

2. 手部反射區指壓療法

【選穴】

胰腺

【定位】

胰腺：位於雙手掌側第 1 掌骨胃反射區與十二指腸反射區之間。

【操作】

　　上述每個反射區以捏法、壓刮法、指推法操作 5 ～ 10 秒鐘，以局部感覺酸脹為度。每日操作 1 次，8 ～ 10 天為 1 個療程。

【原理】

　　此反射區與足部相似，由於受力面積小，只需用按、揉法就可達到足部推、刮治療法所達到的效果。

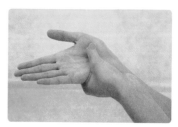

指推刺激胰反射區

【日常生活小叮嚀】

（1）控制並保持低鹽低糖飲食，提倡多吃粗糧、雜糧、新鮮蔬菜、水果、豆製品、瘦肉、魚、雞等食物，提倡植物油，少吃豬油、油膩食品及白糖、辛辣、濃茶、咖啡等。

（2）對於三餐，應遵循少餐多食，避免飽食。

（3）平時可進行非競賽類的運動，步行、跑步、騎自行車、游泳、家務勞動、太極拳、打網球、跳舞、爬山等，定時定量、循序漸進地鍛鍊，不宜做劇烈運動。

（4）適時地休息，勞逸結合，調節情志。

腎炎——易導致腎臟損害，腎功能不全

　　腎炎是腎臟的非化膿性炎症。腎因腎小球受到損害而出現浮腫、高血壓、蛋白尿等現象，是腎臟疾病中最常見的一種。腎炎種類很多，根據最初發病原因可分為原發性腎小球腎炎與繼發性腎小球腎炎。按照時間來劃分，則分為急性腎炎與慢性腎炎。

　　根據慢性腎炎的臨床表現，在中醫學的「水腫」、「虛勞」、「腰痛」、「眩暈」等病證中有類似記載。中醫認為：腎炎是由於外邪侵襲，反復不愈，傷及臟腑，使肺、脾、腎三髒功能失調，水液代謝紊亂而發病。中醫將腎炎分為肺腎氣虛、陽虛水泛、肝腎陰虛、脾虛濕困等類型。

一、傳統經穴指壓療法

【選穴】

照海、太溪、膀胱俞、腎俞、氣海俞、承山、委中

【定位】

照海：位於足內踝尖直下 1 寸。

太溪：位於足內踝尖後旁開 1 寸。

膀胱俞：橫平第 2 骶後孔，後正中線旁開 1.5 寸。

腎俞：位於第 2 腰椎棘突下，當督脈旁開 1.5 寸處。

氣海俞：位於第 3 腰椎棘突下，當督脈旁開 1.5 寸處。

承山：位於腓腸肌兩側肌腹交界處，伸小腿時，當肌腹下出現交角處取穴。

委中：位於膕窩橫紋中央。

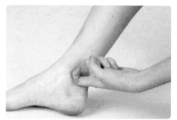
點沖法刺激太溪穴

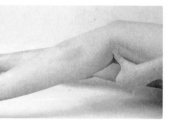
揉法刺激委中穴

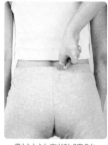
點沖法刺激膀胱
俞穴

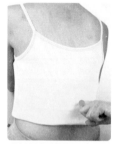
點沖法刺激腎俞穴

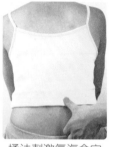
揉法刺激氣海俞穴

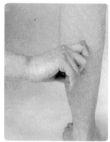
點沖法刺激承山穴

【操作】

上述每個經穴以點沖法、揉法操作 5 ～ 10 秒鐘，以局部產生酸脹麻感覺為主。每日操作 1 ～ 2 次，8 ～ 10 天為 1 個療程。

【原理】

治療該病應選用腎經和膀胱經上的腧穴。

二、現代人體反射區指壓療法

1. 足部反射區指壓療法

【選穴】

腎

【定位】

腎：雙腳掌第 2、第 3 蹠骨近端，相當於腳掌人字形交
　　叉後方的凹陷、腎上腺反射區的下面。

【操作】

推法刺激腎反射區

上述每個反射區以壓刮法、推法操作 5 ～ 10 秒鐘，以產生酸脹感至局部皮膚微紅為主。每日操作 1 次，8 ～ 10 天為 1 個療程。

2. 手部反射區指壓療法

【選穴】

腎

【定位】

腎：位於雙手掌中央。

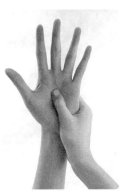

【操作】

　　上述每個反射區以點揉法操作 5 ～ 10 秒鐘，以局部感覺酸脹為主。每日操作 1 次，8 ～ 10 天為 1 個療程。

揉法刺激腎反射區

【原理】

　　所取反射區與足部相同，也為腎區，操作所需達到的程度也與足部相同。所用方法稍微不同，因為手部的腎區受力面積小，但取得的效果是一樣的。

【日常生活小叮嚀】

（1）注意腰部的保暖。

（2）水腫或高血壓者應限制食鹽量，每日以 2 ～ 4 公克為宜。高度水腫者
　　　應控制在每日 2 公克以下，並且控制飲水量。

（3）低鹽低脂清淡飲食，避免加重腎臟的負擔。

（4）勞逸結合，不宜過度勞累，注意情緒控制，保持樂觀向上，避免熬夜。

便秘──影響脾胃的運行，產生毒素堆積

　　便秘，是多種疾病的一種症狀。常見排便次數明顯減少，每 2 ～ 3 天或更長時間一次，無規律，便質乾硬。長期便秘會影響脾胃的運行，造成大腸的傳導失常，產生大量毒素堆積，會繼發腸胃不適、口臭、色斑等其他症狀。中醫認為，是飲食入胃，經胃之腐熟，脾之運化，吸收其精微之後，所剩之糟粕而為大便，因此大便形成主要責之於胃脾的腐熟運化功能，「胃氣失降」，脾失健運，糟粕內停」而成便秘。張仲景以胃氣不能下行，列「承氣湯」承胃氣下行而通大便；以「脾不能為胃行其津液」而列「脾約」一證，認為其病與寒、熱、氣滯有關。

形成便秘的原因主要有腸熱腑實、寒凝氣滯、氣血兩虛等。按病因病機，中醫學將便秘分為熱秘、冷秘、氣秘、虛秘等證型。目前臨床上氣秘比較常見，這型患者，多平素體健，不喜運動，整日靜坐，初發病時，往往以排便次數減少常見，而腹無所苦，時日一久，則腹滿、時時有便意而排出困難，大便或結或不結，甚則引起肛裂、便血，但全身症狀仍不明顯。

一、傳統經穴指壓療法

【選穴】

天樞、大橫、關元俞、合谷、足三里、上巨虛、內庭、大腸俞

【定位】

天樞：位於前正中線當臍旁 2 寸。

大橫：位於肚臍旁開 4 寸處。

關元：位於第 5 腰椎棘突下，當督脈旁開 1.5 寸處。

合谷：位於手背，當第 1、第 2 掌骨之間，約平第 2 掌骨中點處。

足三裡：位於膝眼穴下 3 寸，當脛骨前脊外 1 橫指處。

上巨虛：位於足三裡穴下 3 寸。

內庭：位於足背第 2、第 3 趾間縫紋端。

大腸俞：位於第 4 腰椎棘突下，後正中線旁開 1.5 寸。

【操作】

　　上述每個經穴以捫法、揉法操作 5 ～ 10 秒鐘，以局部感覺酸脹為主。每日操作 2 ～ 3 次，5 ～ 7 天為 1 個療程。

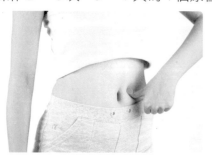

揉法刺激天樞穴

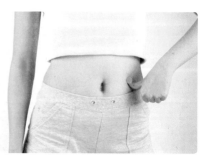

揉法刺激大橫穴

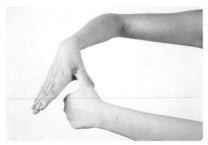

按法刺激合谷穴

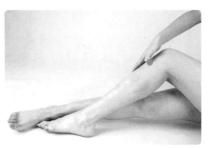

按法刺激足三里穴

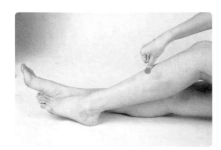

揉法刺激上巨虛穴

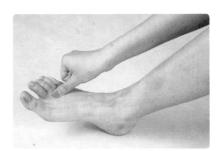

揉法刺激內庭穴

【原理】

　　治療此病應分別採用脾經、胃經、膀胱經上的腧穴。大腸俞為背俞穴，天樞為大腸募穴，俞募相配疏通大腸腑氣。大橫、關元俞通陽氣以助行便。合谷、內庭瀉大腸濕熱。足三里補氣血以助通便。上巨虛為大腸的下合穴，行滯通腑。諸穴合用從而改善胃腸功能及發揮益氣補血、清胃經之實熱的功效，當人體氣血充足，寒散氣行時，大腸的傳導功能也隨之改善。

二、現代人體反射區指壓療法

1. 足部反射區指壓療法

【選穴】

橫結腸、降結腸、乙狀結腸和直腸、肛門、升結腸、直腸與肛門

【定位】

橫結腸：位於雙腳掌中間的陽附關節處，橫越腳掌呈一條帶狀區域。

降結腸：位於左腳掌中部，前接橫結腸反射區外側端，沿骰骨體向下呈帶狀區

域，止於跟骨前緣。

乙狀結腸和直腸：位於左腳掌跟骨前緣，呈一橫帶狀。

肛門：位於左腳腳掌跟骨前緣，在乙狀結腸和直腸反射區的末端，右腳與膀胱
　　　反射區相鄰，雙腳相對稱。

升結腸：位於右腳掌小腸反射區外側與腳外側緣平行的帶狀區域，從足跟前緣
　　　外側上行至第 5 蹠骨底部。

直腸與肛門：位於脛骨內側後方與跟腱間的凹陷處，從內踝骨後方向上延伸 4
　　　橫指的一帶狀區域。

【操作】

　　上述每個反射區以壓刮法、按揉法操作 5 ～ 10 秒鐘，以局部感覺酸脹為
主。每日操作 1 次，8 ～ 10 天為 1 個療程。

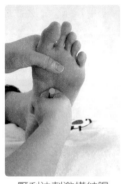
壓刮法刺激橫結腸
反射區

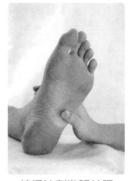
按揉法刺激降結腸
反射區

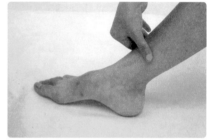
壓刮法刺激直腸與肛門反射區

【原理】

　　便秘與人體的消化系統有著密切的關係，主要由於大腸傳導功能失職導
致，因此在選擇反射區時，要選擇與消化系統相關的反射區，如升、降結腸、
橫結腸在西醫理論中都屬於大腸的範圍，常壓刮這些反射區可促進胃腸蠕動，
從而緩解便秘的症狀。

2. 手部反射區指壓療法
【選穴】
小腸、大腸、肛管及肛門、升結腸、橫結腸、降結腸、盲腸及闌尾

【定位】

小腸：位於雙手掌心升結腸、橫結腸、降結腸、乙狀結腸、直腸反射區所圍繞
　　　的區域。

大腸：位於雙手掌側的中下部分。自右手掌尺側手腕骨前緣起，順右手掌第
　　　4 ～第 5 掌骨間隙向手指方向上行，至第五掌骨體中段，約與虎口水準
　　　位置時轉向橈側，平行通過第 2 ～ 4 掌骨體中段，接至左手掌第 2 ～ 4
　　　掌骨體中段，轉至手腕方向，沿第 4、第 5 掌骨體下行至腕關節處止。

肛管及肛門：位於左手掌第 2 腕掌關節處，乙狀結腸反射區末端。

升結腸：位於右手掌第 4、第 5 掌骨間，小腸反射區尺側與手尺側緣平行的帶
　　　狀區域，從手腕骨前緣至第 5 掌骨體中部，約與虎口水準位置左轉至
　　　橫結腸反射區。

橫結腸：位於右手掌尺側遠曲橫紋向橈側橫行第 2 ～ 4 掌骨體的帶狀區至虎口
　　　水準位，左手掌自虎口水準位橫行過第 2 ～ 4 掌骨體的帶狀區域向尺
　　　側至遠曲橫紋處，接降結腸反射區。

降結腸：位於左手掌尺側第 4、第 5 掌骨體中部，與虎口水準位向手腕方向的
　　　帶狀區域。

盲腸及闌尾：位於右手手掌腕骨前緣靠近尺側，與小腸、升結腸的反射區連續。

【操作】

　　上述每個反射區以壓刮法操作 5 ～ 10 秒鐘，以局部感覺酸脹為主。每日
操作 1 次，8 ～ 10 天為 1 個療程。

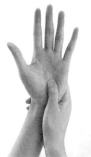

壓刮法刺激小腸
反射區

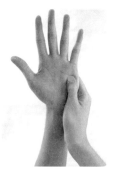

壓刮法刺激大腸
反射區

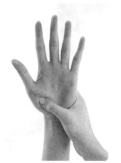

壓刮法刺激肛管及肛
門反射區

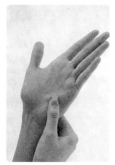

壓刮法刺激降結腸
反射區

【原理】

　　手部反射區的操作原理與足部相似，對症選區治療即可。

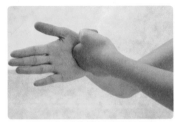

壓刮法刺激橫結腸反射區

【日常生活小叮嚀】

（1）多飲水，清淡飲食，飲食中必須有適量的纖維素。

（2）規律生活，起居有常，避免熬夜、嗜煙嗜酒。

（3）每天要吃定量的蔬菜與水果，早晚空腹吃一顆蘋果，或每餐前吃 1 ～ 3 條香蕉。

（4）每晚睡前，按摩腹部，糾正排便時間不規律的壞習慣，養成定時排便的習慣。

（5）進行適當的體力活動，加強鍛鍊體魄，比如仰臥屈腿，深蹲起立，騎自行車等都能加強腹部的運動；孕婦應該積極的散步，做些輕度的家務來活動身體，促進胃腸蠕動，有助於促進排便。

泄瀉——腸胃運行及傳導功能失調

　　泄瀉亦稱「腹瀉」，是臨床上常見的症狀，可因多種疾病而引起。正常人每天排便 1 次，排出糞便的量約 200 ～ 400 公克。也有少數人每天雖排便 2 ～ 3 次，但糞便性狀正常，則不能稱為腹瀉。腹瀉一般是指：每天大便次數增加或排便次數頻繁，糞便稀薄或含有黏液膿血，或者還含有不消化的食物及其他病理性內容物。

　　一般將腹瀉分為急性腹瀉與慢性腹瀉兩類，前者是指腹瀉呈急性發病，歷時短暫，而後者一般是指腹瀉超過 2 個月者。泄瀉多見於西醫學的急慢性腸炎、胃腸功能紊亂、過敏性腸炎、潰瘍性結腸炎、腸結核等。中醫理論認為，因飲食不節，進食生冷不潔之物，損傷脾胃，運化失常；或暑濕熱邪，客於腸胃，脾受濕困，邪滯交阻，氣機不利，腸胃運化及傳導功能失常，以致清濁不分，水穀夾雜而下，發生泄瀉。

一、傳統經穴指壓療法

【選穴】

氣海、中脘、上巨虛、內庭、陰陵泉、地機、脾俞、三焦俞

【定位】

氣海：位於前正中線當臍下 1.5 寸。

中脘：位於前正中線當臍上 4 寸。

上巨虛：膝眼穴下 6 寸，足三裡穴下 3 寸。

內庭：位於足背第 2、第 3 趾間縫紋端。

陰陵泉：位於脛骨內側髁下緣凹陷中。

地機：位於陰陵泉直下 3 寸。

脾俞：位於第 11 胸椎棘突下，旁開 1.5 寸。

三焦俞：位於第 1 腰椎棘突下，旁開 1.5 寸。

【操作】

　　上述每個經穴以捫、揉法操作 5 ～ 10 秒鐘，以局部感覺酸脹為主。每日操作 2 ～ 3 次，8 ～ 10 天為 1 個療程。

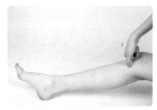

捫法刺激地機穴

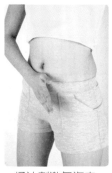

揉法刺激氣海穴

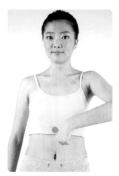

揉法刺激中脘穴

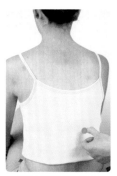

捫法刺激脾俞穴

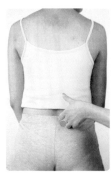

揉法刺激三焦俞穴

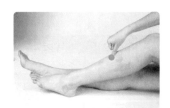

揉法刺激上巨虛穴

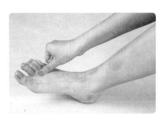

揉法刺激內庭穴

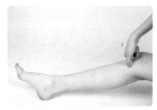

捫法刺激陰陵泉穴

【原理】

　　泄瀉多由脾胃虛弱、濕邪過盛而致，要求在取穴時多加考慮脾經、胃經上的腧穴。上巨虛、內庭為足陽明胃經腧穴，運化濕滯。三焦俞能調理人體水液的代謝。這樣在治療時，綜合運用不同經穴，可以起到事半功倍的效果。

二、現代人體反射區指壓療法

1. 足部反射區指壓療法

【選穴】

小腸、橫結腸、腹腔神經叢、升結腸、降結腸

【定位】

小腸：位於雙腳掌第 1、第 2、第 3 楔骨和少部分骰骨至跟骨間凹陷區域，被大腸反射區所包圍。

橫結腸：位於雙腳掌中間的陽附關節處，橫越腳掌呈一條帶狀區域。

腹腔神經叢：位於雙腳掌中心，在腎反射區的兩側。

升結腸：位於右腳掌小腸反射區外側與腳外側緣平行的帶狀區域，從足跟前緣外側上行至第 5 蹠骨底部。

降結腸：位於左腳掌中部，前接橫結腸反射區外側端，沿骰骨體向下呈帶狀區域，止於跟骨前緣。

【操作】

　　上述每個反射區以壓刮法、揉法操作 5 ～ 10 秒鐘，以局部感覺酸脹為主。每日操作 1 次，8 ～ 10 天為 1 個療程。

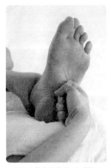 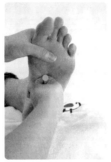 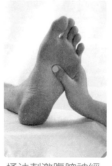 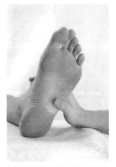

壓刮法刺激小腸反射區　　壓刮法刺激橫結腸反射區　　揉法刺激腹腔神經叢反射區　　按揉法刺激降結腸反射區

【原理】

　　泄瀉與便秘在取反射區時，反射區的部位大致相同，在中醫學中兩種不同病症用同一種方法進行治療稱為異病同治，也反映了一個反射區的雙向調節作用（即同一反射區既可以治療便秘也可治療泄瀉）。

2.手部反射區指壓療法

【選穴】

腹腔神經叢、小腸、盲腸及闌尾、大腸

【定位】

腹腔神經叢：位於雙手掌側第 2、第 3 和第 3、第 4 掌骨體間，腎反射區兩側。

小腸：位於雙手掌心升結腸、橫結腸、降結腸、乙狀結腸、直腸反射區所圍繞
　　　的區域。

盲腸及闌尾：位於右手手掌腕骨前緣靠近尺側，與小腸、升結腸的反射區連續。

大腸：位於雙手掌側的中下部分。自右手掌尺側手腕骨前緣起，順右手掌第 4、
　　　第 5 掌骨間隙向手指方向上行，至第五掌骨體中段，約與虎口水準位置
　　　時轉向橈側，平行通過第 2~4 掌骨體中段，接至左手掌第 2 ～ 4 掌骨體
　　　中段，轉至手腕方向，沿第 4、第 5 掌骨體下行至腕關節處止。

【操作】

　　上述每個反射區以壓刮法操作 5 ～ 10 秒鐘，以局部感覺酸脹為主。每日操作 1 次，8 ～ 10 天為 1 個療程。

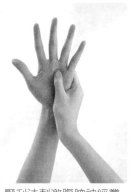

壓刮法刺激腹腔神經叢
反射區

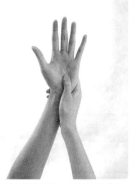

壓刮法刺激小腸反射區

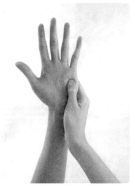

壓刮法刺激大腸反射區

【原理】

　　手部操作的原理也符合異病同治機體反射區的雙向調節的原則，並且操作手法簡單，是預防和治療疾病的好方法。

【日常生活小叮嚀】

（1）注意飲食的衛生及健康。

（2）加強體能鍛鍊，增強脾胃功能。

（3）平時注意保暖，不要受涼，避免貪食冰涼食物，使脾胃受邪。

（4）保持心態良好，不可情緒過於激動，大怒，大悲及情志鬱結。

二、骨科疾病

頸椎病──長期低頭伏案工作者容易罹患

　　頸椎病又稱頸椎綜合症，是頸椎骨關節炎、增生性頸椎病、頸神經根綜合症、頸椎間盤突出症的總稱，是一種以退行性病理改變為基礎的疾患。主要由於頸椎長期勞損、骨質增生，或椎間盤突出、韌帶增厚，致使頸椎脊髓、神經根或椎動脈受壓，導致一系列功能障礙的臨床綜合症。表現為頸椎間盤退變本身及其繼發性的一系列病理改變，如椎節失穩、鬆動；髓核突出或脫出；骨刺形成；韌帶肥厚和繼發的椎管狹窄等，刺激或壓迫了鄰近的神經根、脊髓、椎動脈及頸部交感神經等組織，並引起各種各樣症狀和體徵。

　　臨床上常見的頸椎病分型為頸型頸椎病、神經根型頸椎病、椎動脈型頸椎病、脊髓型頸椎病、交感神經型頸椎病、混合型頸椎病等，常見症狀多為頸部僵硬、疼痛、易疲勞，肩胛骨內緣肌肉附著處酸痛；頸部活動不利；有一側或兩側頸、肩、臂放射痛，可伴有手指麻木、肢冷、上肢發沉、無力、持物墜落等症狀；頭暈、噁心、嘔吐、位置性眩暈、猝倒、持物落地、耳鳴耳聾、視力減退或複視、記憶力和智力下降、發音障礙等臨床症狀；或者以慢性進行性四肢癱瘓為特徵，早期雙側或單

側下肢麻木、疼痛、僵硬、無力，活動不便、步態笨拙，走路不穩等。

一、傳統經穴指壓療法

【選穴】

風池、風府、肩井、天宗、曲池、手三里、小海、合谷

【定位】

風池：項後枕骨下兩側，胸鎖乳突肌與斜方肌之間凹陷中，平風府穴。

風府：後髮際正中直上 1 寸。

肩井：肩胛區，第 7 頸椎棘突與肩峰最外側點連線的中點。

天宗：肩胛骨岡下窩的中央。

曲池：屈肘成直角，位於肘橫紋外端與肱骨外上髁連線的中點。

手三里：陽溪穴和曲池穴連線上，肘橫紋下 2 寸處。

小海：屈肘，當尺骨鷹嘴與肱骨內上髁之間凹陷處。

合谷：手背，第 1、第 2 掌骨之間，約平第 2 掌骨中點處。

【操作】

　　上述每個經穴以揉法、捏法、切法交替操作每穴 10 ～ 20 秒鐘，以局部感覺酸脹為宜。每日操作 1 次，8 ～ 10 天為 1 個療程。

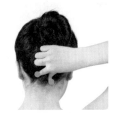
捏法刺激風府穴

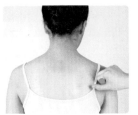
揉法刺激天宗穴

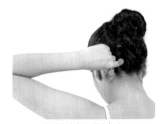
捏法刺激風池穴

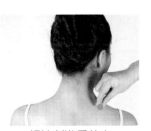
捏法刺激肩井穴

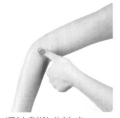
揉法刺激曲池穴

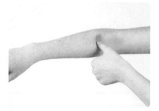
揉法刺激手三里穴

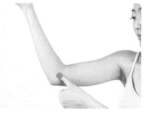
揉法刺激小海穴

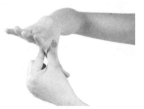
捏法刺激合谷穴

【原理】

　　頸椎病是由頸椎退行性病變引起，除脊髓型外，其他類型預後良好。風池穴祛風醒神止痛。風府穴祛風通絡。肩井、天宗疏通經氣、活絡止痛。用以上操作手法能消除炎症，拉開椎間隙，糾正關節錯縫，緩解神經、血管的壓迫症狀，改善大腦供血，從而起到良好的治療效果。

二、人體神經幹刺激點指壓療法

【選穴】

頸叢點、脊髓點、臂叢點、腋神經點

【定位】

頸叢點：胸鎖乳突肌後緣中點。

頸部脊髓點：第 1 ～ 7 頸椎的各脊椎棘突之間。

臂叢點：鎖骨中點上 1 寸。

腋神經點：肱骨頭後下凹陷處。相當於肩胛岡中點至三角肌止點連線的中點。

【操作】

　　上述每個神經幹刺激點以捫法、切法、揉法、叩法交替操作 10 ～ 20 秒鐘，以局部感覺酸脹為宜。每日操作 1 次，8 ～ 10 天為 1 個療程。

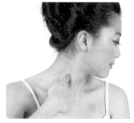
揉法刺激頸叢神經點

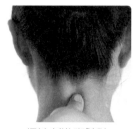
揉法刺激脊髓點

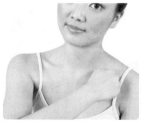
叩法刺激臂叢點

【原理】

　　針對頸椎病的發病部位，選擇相應的神經幹刺激點，使用放鬆類手法，刺激神經幹，從而使肌肉痙攣得以緩解，症狀消失。

【日常生活小叮嚀】

（1）低頭工作不宜太久，避免不正常的工作體位。

（2）避免頭頂和手持重物。

（3）睡眠枕頭不宜過高、過低、過硬。

落枕──睡眠姿勢不正確易引發

　　落枕又名「失枕」，是頸部軟組織常見的損傷之一，多見於青壯年，男多於女，冬春季發病率較高。臨床上以急性肌肉痙攣、強直、酸脹、疼痛以致轉動失靈為主要症狀。輕者 4 ～ 5 天可自癒，重者疼痛嚴重並向頭部及上肢部放射，遷延數周不癒。此病推拿效果確切、迅速。落枕為單純的肌肉痙攣，成年人若經常發作，常是頸椎病的前兆。

一、傳統經穴指壓療法

【選穴】

風池、風府、風門、肩井、天宗、肩外俞

【定位】

風池：項後枕骨下兩側，胸鎖乳突肌與斜方肌之間凹陷中，平風府穴。

風府：後髮際正中直上 1 寸。

風門：第 2 胸椎棘突下，旁開 1.5 寸。

肩井：大椎穴與肩峰連線的中點。

天宗：肩胛骨岡下窩的中央。

肩外俞：第 1 胸椎棘突下旁開 3 寸。

【操作】

　　先以揉法、捏法操作上述每個經穴 10 ～ 20 秒鐘，續以循法和點沖法自

上而下依次按壓每個穴位 10～20 秒鐘，最後用叩法，輕叩肌肉痙攣處。每日操作 2 次，1～3 天即可治癒。

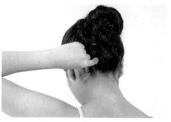
捏法刺激風池穴

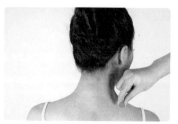
捏法刺激肩井穴

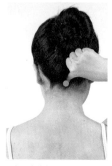
揉法刺激風府穴

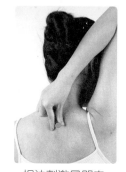
捏法刺激風門穴

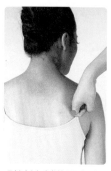
點沖法刺激天宗穴

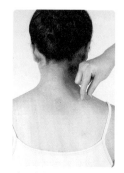
捏法刺激肩外俞穴

【原理】

　　落枕常因睡姿不正，肌肉過分牽拉所致。揉法和捏法以局部放鬆，肌肉痙攣緩解為主，用以舒筋活血，溫經通絡，循法和叩法以理順肌筋為主。

二、人體神經幹刺激點指壓療法

【選穴】

枕大神經點、副神經點、頸叢點、臂叢點

【定位】

枕大神經點：兩乳突連線與後正中線相交點旁開 1.5 釐米處。

副神經點：胸鎖乳突肌後緣中點上 1 釐米處。

頸叢點：胸鎖乳突肌後緣中點。

臂叢點：鎖骨中點上 1 寸。

【操作】

先以揉法、捏法、叩法操作每個神經幹刺激點 10 ～ 20 秒鐘。續以循法沿神經走形路線刺激約 2 分鐘。每日操作 1 次，1 ～ 3 天即可見效。

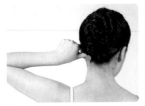
揉法刺激枕大神經點

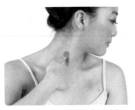
揉法刺激頸叢神經點

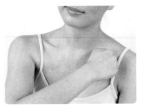
叩法刺激臂叢點

【原理】

刺激上述神經幹刺激點能夠有效緩解胸鎖乳突肌、斜方肌及肩胛提肌的痙攣，促進局部血液循環，改善局部神經營養供應，緩解疼痛，從而加速疾病的癒合。

【日常生活小叮嚀】

（1）經常發生落枕者，睡覺時應選擇高度適當的枕頭，糾正不良睡姿。

（2）注意頸部的保暖。

（3）平時多做頸部的運動，加強頸部肌肉的力量。

（4）避免躺在床上上網、看書、看電視等。

肩周炎——好發於中老年，又稱「五十肩」

肩周炎是以肩關節疼痛和活動不便為主要症狀的常見病症。本病大多發生在 40 歲以上中老年人，女性發病率略高於男性，多見於體力勞動者。本病早期肩關節呈陣發性疼痛，常因天氣變化及勞累而誘發，以後逐漸發展為持續性疼痛，並逐漸加重，晝輕夜重，肩關節向各個方向的主動和被動活動均受限，以外展、外旋、後伸障礙最顯著。長期過度活動、姿勢不良等所產生的慢性致傷力是主要的誘因。

一、傳統經穴指壓療法

【選穴】

肩井、肩髃、秉風、天宗、肩貞、曲池、手三里、合谷

【定位】

肩井：大椎穴與肩峰連線的中點。

肩髃：肩峰前下方，臂平舉時，肩部出現兩個凹陷，在前方的凹陷中。

秉風：肩胛骨岡上窩中央，天宗穴直上，舉臂有凹陷處。

天宗：肩胛骨岡下窩的中央。

肩貞：腋後皺襞上 1 寸。

曲池：屈肘成直角，在肘橫紋外側端與肱骨外上髁連線的中點。

手三里：陽溪穴和曲池穴連線上，肘橫紋下 2 寸處。

合谷：手背，第 1、第 2 掌骨之間，約平第 2 掌骨中點處。

【操作】

　　初期疼痛較敏感者，可用揉法、循法、點沖法較輕手法，以局部感覺輕快為宜。後期較重患者或者感覺遲鈍的患者，可用捫法、切法、捏法較重手法，以局部感覺酸脹為宜。對上述每個經穴操作 20～30 秒鐘，每日操作 1 次，8～10 天為 1 個療程。

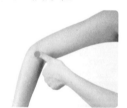
揉法刺激曲池穴

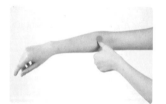
揉法刺激手三里穴

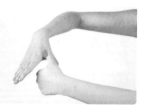
捫法刺激合谷穴

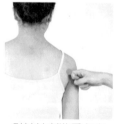
點沖法刺激肩貞穴

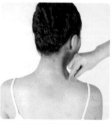
捏法刺激肩井穴

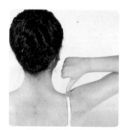
捫法刺激肩髃穴

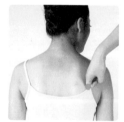
點沖法刺激天宗穴

【原理】

　　對於初期疼痛較敏感者，採用較輕柔手法在局部治療，可以疏通經絡，活

血止痛，改善局部血液循環，加速滲出物的吸收，促進病變組織的修復；對於後期較重患者或者感覺遲鈍的患者，可用較重手法，以鬆解粘連，滑利關節，改善肩關節功能。

二、人體神經幹刺激點指壓療法

【選穴】

臂叢點、腋神經點、肌皮神經點、橈神經點、正中神經點、尺神經點

【定位】

臂叢點：鎖骨中點上 1 寸。

腋神經點：肱骨頭後下凹陷處。相當於肩胛岡中點至三角肌止點連線的中點。

肌皮神經點：胸大肌前下緣遞止於肱骨處，肱二頭肌長、短頭之間。

橈神經點：肩峰與肱骨外上髁連線中點。

正中神經點：臂內側肱二頭肌內側溝上、中 1/3 交界處。

尺神經點：肘尖和肱骨內上髁之間的尺神經溝中。

【操作】

　　以揉法、叩法操作臂叢點、腋神經點、尺神經點，以捏法、點沖法按揉橈神經點、正中神經點、肌皮神經點。上述每個神經幹刺激點操作 20 ～ 30 秒鐘，每日操作 1 次，8 ～ 10 天為 1 個療程。

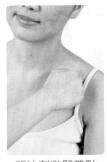
叩法刺激臂叢點

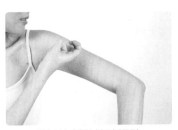
點沖法刺激橈神經點

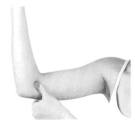
揉法刺激尺神經點

【原理】

　　對於肩周炎而言，刺激關節周圍神經幹刺激點，能夠改善關節內部無菌性炎症對周圍神經的刺激，可有效緩解關節疼痛，治療關節活動障礙的症狀。

（1）站立於牆邊，面對牆壁，患側手臂手指放於牆上，然後從下向上做手指爬牆動作，儘量隨動作抬高手臂。

（2）加強做適當運動是預防和治療肩周炎的有效方法，但貴在堅持。如果不堅持鍛鍊與康復治療，肩關節的功能很難恢復正常。

（3）營養不良可導致體質虛弱，而體質虛弱又常導致肩周炎，故而平時應注意加強營養，再配合適當鍛鍊，肩周炎常可不藥而愈。

（4）受涼常是肩周炎的誘發因素，因此為了預防肩周炎，中老年人應重視保暖防寒，勿使肩部受涼。一旦著涼要及時治療。

腰椎間盤突出症 —— 過度勞累、坐姿不良所造成

腰椎間盤突出症又稱「腰椎間盤纖維破裂症」，是臨床常見的腰腿痛疾病之一。本病是指由於腰椎間盤的退變與損傷，導致脊柱內外力學平衡失調，使纖維環破裂後髓核突出壓迫神經根造成以腰腿痛為主要表現的疾病。屬於中醫學的「腰腿痛，痺症」範疇。臨床以腰 4 至腰 5 和腰 5 至骶 1 之間突出多見，好發於 30 ～ 50 歲的體力勞動者，男性多於女性。

腰椎間盤突出症的主要症狀為腰部反復疼痛，逐漸向一側下肢沿坐骨神經分佈區域放射，嚴重者不能久坐久立，翻身轉側困難，咳嗽、噴嚏或大便用力時，因腹壓增高而疼痛加重；腰部各方向活動均受限，以後伸和前屈明顯；病程較久或神經根受壓嚴重者，常有患側下肢麻木、怕冷，中央型突出可見鞍區麻痺。

一、傳統經穴指壓療法

【選穴】

腰陽關、大腸俞、環跳、委中、承山、陽陵泉、絕骨、丘墟

【定位】

腰陽關：後正中線上，第 4 腰椎棘突下凹陷中。

大腸俞：第 4 腰椎棘突下，旁開 1.5 寸。

環跳：股骨大轉子高點與骶管裂孔連線的外 1/3 與內 2/3 交界處。

委中：膕窩橫紋中央。

承山：腓腸肌兩肌腹之間凹陷的頂端。

陽陵泉：腓骨小頭前下方凹陷中。

絕骨：外踝高點上 3 寸，腓骨後緣。

丘墟：外踝前下方，趾長伸肌腱外側凹陷中。

【操作】

　　上述每個經穴以揉法、切法交替操作每側 20 ～ 30 秒鐘，以局部感覺酸脹為宜。每日操作 1 次，8 ～ 10 天為 1 個療程。

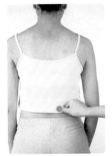
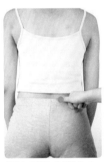
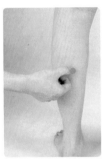

切法刺激腰陽關穴　　　揉法刺激大腸俞穴　　　切法刺激承山穴

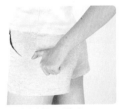
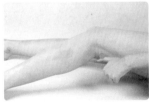
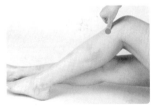

切法刺激環跳穴　　　　切法刺激委中穴　　　　揉法刺激陽陵泉穴

【原理】

　　揉法可改善血液循環，緩解肌肉痙攣，促使炎症吸收；切法可增加椎間盤外壓，降低椎間盤內壓，通過手法的擠壓，一方面可使髓核回納，另一方面可使髓核破裂，髓核內的液體流出被組織吸收，從而解除了突出物對神經根的壓迫，起到治療作用。委中、承山為循經取穴，可活血疏經止痛。

二、人體神經幹刺激點指壓療法

【選穴】

脊髓點、腰神經根點、坐骨神經點、閉孔神經點

【定位】

脊髓點：腰 4 至骶 1 各脊椎棘突之間。

腰神經根點：腰 4 至腰 5 和腰 5 至骶 1 椎棘突之間旁開 1 寸。

坐骨神經點：坐骨結節與股骨大轉子連線的中、內 1/3 交界處，或臀橫紋與膕窩連線中點。

閉孔神經點：腹股溝韌帶內 1/5 與外 4/5 交界處下 2 寸。

【操作】

上述每個神經幹刺激點以揉法、捫法、叩法交替操作每側 20 ～ 30 秒鐘，以局部感覺酸脹為宜。每日操作 1 次，8 ～ 10 天為 1 個療程。

【原理】

捫法刺激腰椎周圍的神經幹刺激點，能夠營養局部神經，緩解因突出物刺激造成的局部疼痛感，並能促進局部水腫的吸收，有利於減少突出物對神經幹的刺激，緩解相關症狀。

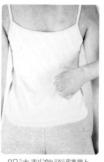 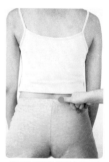

叩法刺激脊髓點　　　揉法刺激腰神經點

【日常生活小叮嚀】

（1）平時應平臥質地稍硬的床板休息。

（2）用腰部保護帶保護腰部，不可急性扭轉，避免彎腰動作。

（3）進行適當鍛鍊腰背肌肉的運動，但不可過量，以免損傷。

（4）注意腰部的保暖，不可受淋雨等寒涼刺激。

慢性腰肌勞損 —— 易因工作環境或壓力引起

　　慢性腰肌勞損或稱「腰背肌筋膜炎」、「功能性腰痛」等。主要指腰　部肌肉、筋膜、韌帶等軟組織的慢性損傷，導致局部無菌性炎症，從而引起腰　部一側或兩側的彌漫性疼痛，是慢性腰腿痛中常見的疾病之一，常與職業和工作環境有一定關係。

　　慢性腰肌勞損的主要症狀為腰背部疼痛，呈鈍性脹痛或酸痛不適，時輕時重，遷延不愈，休息、適當活動或改變體位後可使症狀減輕，勞累、天氣變化、感受風寒濕邪則症狀加重；腰部活動基本正常，但偶爾有牽掣不適感，不耐久坐久站，彎腰稍久，便直腰困難；急性發作時，諸症明顯加重，下肢牽掣作痛，可有明顯的肌肉痙攣，甚至出現脊柱側彎。

一、傳統經穴指壓療法

【選穴】

腎俞、命門、腰陽關、腰夾脊、氣海俞、關元俞、委中、陽陵泉、承山

【定位】

腎俞：第 2 腰椎棘突下，旁開 1.5 寸。

命門：第 2 腰椎棘突下。

腰陽關：後正中線上，第 4 腰椎棘突下凹陷中。

腰夾脊：第 1 至第 5 腰椎棘突下兩側，後正中線旁開 0.5 寸。

氣海俞：第 3 腰椎棘突下，旁開 1.5 寸。

關元俞：第 5 腰椎棘突下，旁開 1.5 寸。

委中：膕窩橫紋中央。

陽陵泉：腓骨小頭前下方凹陷中。

承山：腓腸肌兩肌腹之間凹陷的頂端。

【操作】

　　上述每個經穴先以揉法，深沉有力地按揉 10 ～ 20 秒鐘，續以捏法、壓刮法交替操作每側 10 ～ 20 秒鐘，以局部感覺酸脹為宜。每日操作 1 次，8 ～ 10 天為 1 個療程。

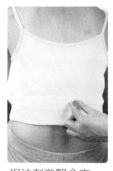
捏法刺激腎俞穴

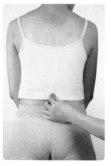
捏法刺激命門穴

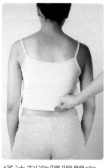
揉法刺激腰陽關穴

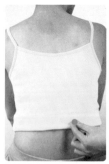
捏法刺激氣海俞穴

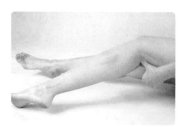
揉法刺激委中穴

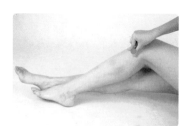
捏法刺激陽陵泉穴

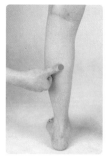
揉法刺激承山穴

【原理】

　　用以揉法沉重有力，以緩解肌肉痙攣。捏法以松解粘連、消除炎症。壓刮法以透熱為度，可活血止痛，提高血液循環速度，改善血液供應。腰部得以散寒祛濕、疏經通絡、活血止痛。就此，肌肉得以放鬆，傷損得以修復，疼痛得以緩解，疾病得以有效地治療。

二、人體神經幹刺激點指 壓療法

【選穴】

脊髓點、腰神經根點

【定位】

脊髓點：第 1～5 腰椎棘突之間。

腰神經根點：各腰椎棘突之間旁開 1 寸。

【操作】

　　上述每個神經幹刺激點以捫法、叩法、揉法操作 10 ～ 20 秒鐘，以局部感覺酸脹為宜。每日操作 1 次，8 ～ 10 天為 1 個療程。

【原理】

　　刺激上述神經幹刺激點，能夠減少局部神經緊張狀態，緩解局部筋肉經絡，

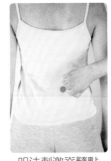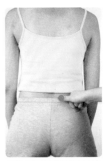

叩法刺激脊髓點　　　揉法刺激腰神經點

同時能夠促進局部血液循環，改善局部肌肉營養不良的情況，從而緩解症狀。

【日常生活小叮嚀】

（1）注意腰部保暖，避免風寒襲擊。

（2）臥硬板床，以配合治療。

（3）適當進行腰部功能的鍛鍊。

（4）勞動時注意腰部的固定，必要時使用腰部保護帶。

手臂無力──手部長期勞損所致

　　手臂無力是以患者勞動時感覺力量有所減退，以手臂沉重、肌肉收縮無力、無力抓握物體，甚至手臂發麻、僵硬、異常感覺為主要症狀的疾病。晨起或勞作後手臂僵硬，無力感加重，或由慢性疾病長期耗損人體正氣所致。好發於從事勞力工作者，男性多於女性。

一、傳統經穴指壓療法

【選穴】

臂臑、肩髃、手三里、曲池、陽溪、合谷

【定位】

臂臑：在曲池穴與肩髃穴連線上，曲池穴上 7 寸，三角肌止點處。

肩髃：肩峰前下方，臂平舉時，肩部出現兩個凹陷，在前方的凹陷中。

手三里：當陽溪穴與曲池穴連線上，肘橫紋下 2 寸處。

曲池：屈肘成直角，位於肘橫紋外端凹陷中。

陽溪：腕背橫紋橈側，當拇短伸肌腱與拇長伸肌腱之間的凹陷中。

合谷：手背，第 1、第 2 掌骨之間，約平第 2 掌骨中點處。

【操作】

以揉法對以上經穴按照手陽明大腸經的循行方向進行由輕到重的手法按揉，以局部酸脹為主，每穴 10 ～ 20 秒鐘。隨以壓刮法按上述操作進行刺激量稍大的壓刮 2 ～ 3 遍，使局部潮紅。每日操作 1 次，8 ～ 10 天為 1 個療程。

【原理】

因手無力多數是長期勞損或過度勞累所致，氣血津液均有所虧虛，而陽明經屬多氣多血之經，針對手臂部位的以上各穴的按揉可活血通絡，疏經止痛，達到治療疾病的目的。

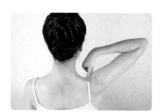

揉法刺激肩髃穴

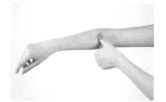

揉法刺激手三里穴

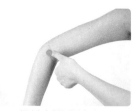

揉法刺激曲池穴

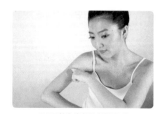

壓刮法刺激臂臑穴

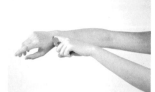

壓刮法刺激陽溪穴

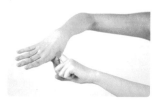

壓刮法刺激合谷穴

二、人體神經幹刺激點指壓療法

【選穴】

臂叢點、腋神經點、肌皮神經點、橈神經點、正中神經點、尺神經點

【定位】

臂叢點：鎖骨中點上 1 寸。

腋神經點：肱骨頭後下凹陷處。相當於肩胛岡中點至三角肌止點連線的中點。

肌皮神經點：胸大肌前下緣遞止於肱骨處，肱二頭肌長、短頭之間。

橈神經點：肩峰與肱骨外上髁連線中點。

正中神經點：臂內側肱二頭肌內側溝上、中 1/3 交界處。

尺神經點：肘尖和肱骨內上髁之間的尺神經溝中。

【操作】

　　以揉法或點衝刺法對每個神經幹刺激點進行由輕到重的手法按摩，以局部酸脹為主，每個刺激點操作 10 ～ 20 秒鐘。隨以壓刮法按上述操作進行刺激量稍大的壓刮 2 ～ 3 遍，使局部潮紅。每日操作 1 次，8 ～ 10 天為 1 個療程。

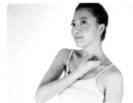

點沖法刺激臂叢點

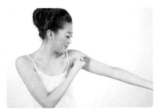

揉法刺激肌皮神經點

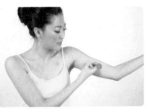

揉法刺激正中神經點

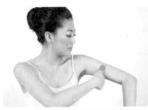

揉法刺激橈神經點

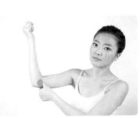

揉法刺激尺神經點

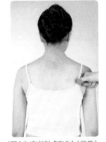

揉法刺激腋神經點

【日常生活小叮嚀】

（1）勞逸結合，不可過久地從事體力較大的勞作。

（2）注意手臂的保暖，避免寒涼刺激。

（3）經常以熱酒擦洗手臂，可活血通絡，緩解症狀。

（4）避免手提重物，以防勞累加重病情。

肱骨外上髁炎 —— 網球運動員好發，亦稱「網球肘」

肱骨外上髁炎是指肱骨外上髁部橈側伸肌腱附著處的慢性勞損，以肘關節外側疼痛，腕和前臂旋轉功能障礙，用力握拳及前臂做旋前伸肘時疼痛加重，肘關節局部有多處壓痛，而外觀無異常為主要臨床症狀，又稱網球肘、肘外側疼痛綜合征、肱骨外上髁綜合征、肱橈關節外側滑液囊炎。

本病右側肘部發病多見，多見於網球運動員、乒乓球運動員、擊劍運動員、打字員、木匠、鉗工等特殊行業工作者。肱骨外上髁炎的主要症狀是：肘關節外側疼痛，在旋轉背伸、提、拉、端、推等動作時疼痛加重，同時沿伸腕肌向下放射，勞累後加重，休息時緩解；患肢乏力，握力下降，常不能負重和持握工具；前臂旋轉功能受限。

一、傳統經穴指壓療法

【選穴】

肘髎、曲池、尺澤、小海、少海、手三里、合谷

【定位】

肘髎：屈肘，曲池穴外上方 1 寸，當肱骨邊緣處。

曲池：屈肘成直角，位於肘橫紋外端凹陷中。

尺澤：在肘橫紋中，肱二頭肌腱橈側凹陷處。

小海：屈肘，當尺骨鷹嘴與肱骨內上髁之間凹陷處。

少海：屈肘，當肘橫紋內端與肱骨內上髁連線的中點。

手三里：陽溪穴和曲池穴連線上，肘橫紋下 2 寸處。

合谷：手背，第 1、第 2 掌骨之間，約平第 2 掌骨中點處。

【操作】

上述每個經穴先以循法沿局部肌腱走行路線操作 3 分鐘，續以拇指揉法按揉曲池、手三里、尺澤、小海、少海等穴 10 ～ 20 秒鐘，手法宜緩和。最後用點沖法操作各個經穴作為整理手法，以輕快為宜。每日操作 1 次，8 ～ 10 天為 1 個療程。

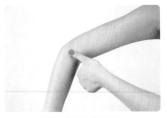

揉法刺激曲池穴

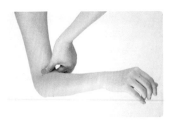

揉法刺激尺澤穴

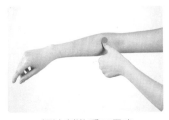

揉法刺激手三里穴

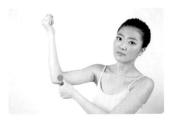

揉法刺激少海穴

【原理】

　　本病的發生，其中有部分是附著於肱骨外上髁肌腱纖維的部分斷裂而造成的。故採用較輕的手法進行治療，先用循法疏通經絡，再用揉法緩解肌肉痙攣，最後用點沖法整理。可使炎症得以吸收，疼痛得以緩解。

二、人體神經幹刺激點指壓療法

【選穴】

腋神經點、肌皮神經點、橈神經點、正中神經點、尺神經點

【定位】

腋神經點：肱骨頭後下凹陷處。相當於肩胛岡中點至三角肌止點連線的中點。

肌皮神經點：胸大肌前下緣遞止於肱骨處，肱二頭肌長、短頭之間。

橈神經點：肩峰與肱骨外上髁連線中點。

正中神經點：臂內側肱二頭肌內側溝上、中 1/3 交界處。

尺神經點：肘尖和肱骨內上髁之間的尺神經溝中。

【操作】

　　上述每個神經幹刺激點以點沖法、揉法操作 10 ～ 20 秒鐘左右。每日操作 1 次，8 ～ 10 天為 1 個療程。

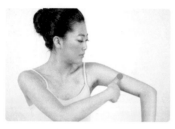
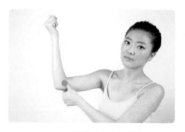

揉法刺激橈神經點　　　　　　　揉法刺激尺神經點

【原理】

　　刺激上述神經幹刺激點可以改善局部神經營養供應，增加神經適應性，緩解局部疼痛的症狀；同時能夠促進局部炎性滲出物的吸收，使本病痊癒。

【日常生活小叮嚀】

　　（1）手臂活動較多的人，可以改變姿勢，從而緩解症狀。

　　（2）局部保暖，防止寒冷刺激。

　　（3）進行功能性訓練，例如將前臂在內旋的同時屈肘，然後伸直肘關節。

　　（4）進行自我推拿，消除炎症。

梨狀肌綜合症——間接外力壓迫或刺激坐骨神經所致

　　梨狀肌綜合症是由於間接外力如閃、扭、下蹲及跨越等使梨狀肌受到牽拉而被撕裂，刺激或壓迫坐骨神經而引起疼痛的一種病症，在下肢神經慢性損傷中最為多見，又稱「梨狀肌損傷」、「梨狀肌孔狹窄綜合症」。

　　臨床表現與損傷程度有關。輕者臀部酸脹、發沉，自覺患肢稍短，輕度跛行，大腿後外側及小腿外側有放射性疼痛，有時僅表現小腿後側疼痛；重者臀部疼痛並大腿後外側和小腿放射性疼痛、麻木。跛行明顯，少數感陰部不適或陰囊有抽痛。嚴重者雙下肢不敢伸直，臀、腿疼痛劇烈，伸直咳嗽時雙下肢放射疼。日久患肢肌肉萎縮，大腿後外側麻木。

一、傳統經穴指壓療法

【選穴】

環跳、居髎、承扶、風市、陽陵泉、委中、承山

【定位】

環跳：股骨大轉子高點與骶管裂孔連線的外 1/3 與內 2/3 交界處。

居髎：髂前上棘與股骨大轉子高點連線的中點。

承扶：臀橫紋中點。

風市：大腿外側中間，膕橫紋水平線上 7 寸，患者以手貼於大腿外側，中指尖處是穴。

陽陵泉：腓骨小頭前下方凹陷中。

委中：膕窩橫紋中央。

承山：腓腸肌兩肌腹之間凹陷的頂端。

【操作】

　　急性期先用較輕柔的揉法、循法對上述每個經穴按揉 10 ～ 20 秒鐘，待肌肉痙攣緩解後，可續以點沖法操作 10 ～ 20 秒鐘，手法宜緩和，以酸脹為度；慢性期可先用滲透力較強的押法、切法按揉各個經穴，待肌肉緩解痙攣後，續以叩法 3 分鐘作為整理手法，以酸脹為宜。每日操作 1 次，8 ～ 10 天為 1 個療程。

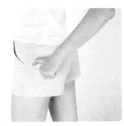

切法刺激環跳穴

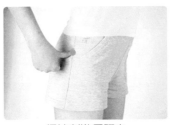

揉法刺激居髎穴

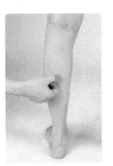

切法刺激承山穴

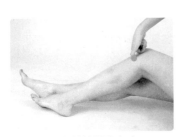

押法刺激陽陵泉穴

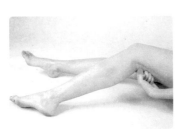

點沖法刺激委中穴

【原理】

　　急性期患者症狀嚴重，疼痛較強，用較輕的揉法、循法可緩解痙攣，放鬆肌肉，再以點沖法收尾，可順推梨狀肌腹，使其平復，緩解疼痛。慢性期症狀不太明顯，主要治療應針對病因，用滲透性較強的捫法、切法可滲透到深層肌肉，緩解肌肉痙攣，鬆解粘連，續以叩法整理，可使肌肉整體得到放鬆，活血止痛。

二、人體神經幹刺激點指壓療法

【選穴】

臀上神經點、臀下神經點、閉孔神經點、股神經點

【定位】

臀上神經點：坐骨神經點上 3 寸。

臀下神經點：坐骨神經點內上 2 寸。

閉孔神經點：腹股溝韌帶內 1/5 與外 4/5 交界處下 2 寸。

股神經點：腹股溝韌帶下 1 寸，股動脈外緣。

【操作】

　　以揉法對每個神經幹刺激點進行由輕到重的手法按揉，以局部酸脹為度，每個刺激點操作 10 ～ 20 秒鐘。隨以壓刮法按上述操作進行刺激量稍大的壓刮 2 ～ 3 遍，使局部潮紅。每日操作 1 次，8 ～ 10 天為 1 個療程。

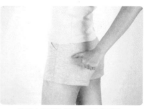

揉法刺激臀下神經點

【原理】

　　上述神經幹刺激點均分佈於梨狀肌附近，能夠有效緩解肌肉痙攣，減輕疼痛；同時具有營養神經、增加神經適應性的作用，促進本病的康復。

【日常生活小叮嚀】

（1）急性期應多注意臥床休息。

（2）注意局部保暖，免受風寒刺激。

（3）慢性期應以適當的運動鍛鍊以配合治療。

（4）勞動時不可強用力，特別是下肢作為支撐時。

/腕管綜合症 —— 長期腕部動作造成勞損/

腕管綜合症又稱為「遲發性正中神經麻痺」，屬於「累積性創傷失調症」，好發於 30 ～ 50 歲年齡層的辦公室女性，是由於腕管內組織增生或移行壓迫正中神經而致橈側三個半手指病變的一種疾病。

主要病因是由於使用電腦人群，如上網族每天長時間接觸電腦，重複著在鍵盤上打字和移動滑鼠，手腕關節因長期密集、反復和過度的活動，逐漸形成腕關節麻痺、疼痛。若對這種症狀長期置之不理，可能會導致神經受損，手部肌肉萎縮等。臨床上較為常見，女性多於男性。

一、傳統經穴指壓療法

【選穴】

曲澤、內關、大陵、魚際、勞宮

【定位】

曲澤：肘橫紋中，肱二頭肌腱尺側。

內關：腕橫紋上 2 寸，掌長肌腱與橈側腕屈肌腱之間。

大陵：腕橫紋中央，掌長肌腱與橈側腕屈肌腱之間。

魚際：第 1 掌骨中點橈側，赤白肉際處。

勞宮：手掌側，當第 2、第 3 掌骨間，掌指關節後約 0.5 寸處。

【操作】

先以揉法按揉曲澤、內關、大陵、魚際、勞宮 10 ～ 20 秒鐘，以局部感覺酸脹為宜。續以捏法，具體操作可稱為捏腕法，醫者雙手握患者掌部，右手在橈側，左手在尺側，而拇指平放於腕關節的背側，以拇指指端按入腕關節背側間隙內。在拔伸的情況下搖晃腕關節，然後，將手腕在拇指按壓下背伸至最大限度，隨即屈曲，並左右各旋轉其手腕 2 ～ 3 次。每日操作 1 次，8 ～ 10 天為 1 個療程。

揉法刺激曲澤穴

捏法刺激曲澤穴

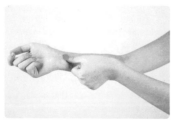

揉法刺激內關穴

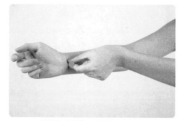

捏法刺激內關穴

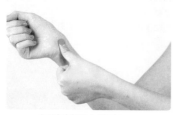

揉法刺激大陵穴

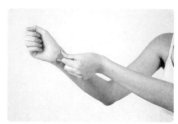

捏法刺激大陵穴

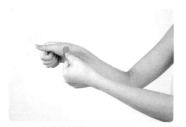

揉法刺激魚際穴

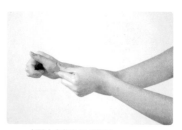

捏法刺激魚際穴

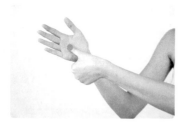

揉法刺激勞宮穴

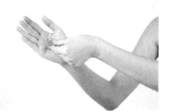

捏法刺激勞宮穴

【原理】

　　腕管綜合症是由於腕管變窄或者內容物增加等導致正中神經受壓，產生發麻和疼痛症狀。所以先用揉法舒筋通絡以減輕麻木感，活血化瘀以止痛。續以捏法，可使腕管增大，恢復腕管內容物的相對位置，使症狀消失，疾病得以治療。《黃帝內經》指出「在筋守筋」，故主要是在局部和近端取穴像曲澤、內

關、大陵、魚際、勞宮等穴可活血散結、疏調經筋。

二、人體神經幹刺激點指壓療法

【選穴】

橈神經點、正中神經點、尺神經點

【定位】

橈神經點：肩峰與肱骨外上髁連線中點。

正中神經點：臂內側肱二頭肌內側溝上、中 1/3 交界處。

尺神經點：肘尖和肱骨內上髁之間的尺神經溝中。

【操作】

　　先以揉法按揉每個神經幹刺激點 10 ～ 20 秒鐘，以局部感覺酸脹為宜。續以捏法，每日操作 1 次，8 ～ 10 天為 1 個療程。

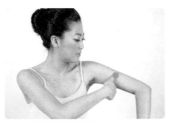 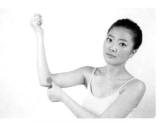

揉法刺激橈神經點　　　　　　　　揉法刺激尺神經點

【原理】

　　刺激上述神經幹刺激點，能夠有效改善局部神經功能，尤其是正中神經功能，緩解手部麻木症狀；同時能夠促進腕管內部炎性滲出物的吸收，促使本病痊癒。

【日常生活小叮嚀】

（1）注意腕部保暖，不可長時間冷水浸泡。

（2）避免手提重物，以免拉傷增重病情。

（3）進行手部功能的鍛鍊，拇指與各指輪流畫圈及拇指壓各指第二關節，或者手握圓珠筆或鉛筆，在手中滾動，促進手部功能恢復。

膝關節炎 ── 膝關節的常見疾病

　　膝關節炎的主要特徵包括有軟骨退行性病變和關節邊緣骨贅的形成。當行走時覺得膝部酸痛不適，走了一段時間症狀消失，這是早期表現。久之，疾病發展會出現活動後不能緩解疼痛，且上下樓梯或下蹲、站起都有困難，需手扶膝蓋方能完成。由於滑膜與關節囊有病變而增厚，活動時會有響聲，如果是關節內有游離體形成，可影響關節活動，並不時有「關節交鎖」現象，到最後出現膝關節畸形。本病以中老年人發病多見，特別是 50 ～ 60 歲的老年人，女性多於男性。

一、傳統經穴指壓療法

【選穴】

內外膝眼、梁丘、血海、陰陵泉、陽陵泉、足三里、委中

【定位】

內外膝眼：屈膝，在髕韌帶兩側凹陷處。

梁丘：屈膝，在髂前上棘與髕骨外上緣連線上，髕骨外上緣 2 寸處。

血海：屈膝，臏骨內上緣上 2 寸。

陰陵泉：脛骨內側髁下緣凹陷中。

陽陵泉：腓骨小頭前下方凹陷中。

足三里：膝眼穴下 3 寸，脛骨前脊外 1 橫指處。

委中：膕窩橫紋中央。

【操作】

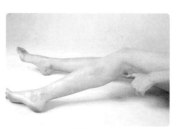

切法刺激委中穴

　　先以揉法按揉以上經穴，直至局部發熱為宜。續以捏法和切法將髕骨向內推擠，同時垂直按壓髕骨邊緣疼痛點，力量由輕到重，反覆 4 ～ 5 次。每次操作 20 ～ 30 秒鐘，每日操作 1 次，8 ～ 10 天為 1 個療程。

【原理】

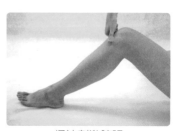

揉法刺激膝眼

　　由於多種原因導致膝關節的關節軟骨面和鄰近組織的慢性積累性損傷，使關節內容物的

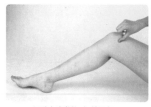
切法刺激血海穴

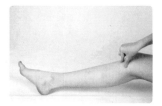
捏法刺激陰陵泉穴

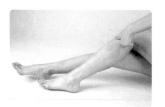
揉法刺激足三里穴

耐受力降低，關節腔變窄，內容物相互摩擦，產生炎性病變，關節腔內壓力增高。先用揉法可使關節滑利，活血止痛，舒筋通絡，從而緩解症狀。捏法和切法滲透性較強，滲透力可達關節腔內部，手法由輕到重，效果較好。

二、人體神經幹刺激點指壓療法

【選穴】

脛神經點、腓總神經點、腓深神經點、
腓淺神經點

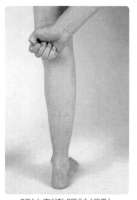
叩法刺激脛神經點

【定位】

脛神經點：膕窩中點下 2 寸。

腓總神經點：腓骨小頭後下緣。

腓深神經點：外膝眼下 3 寸，脛骨外緣 1 橫指。

腓淺神經點：腓骨小頭下 2 寸。

【操作】

　　先以揉法、點沖法刺激每個神經幹刺激點。續以捏法、叩法和切法將髕骨向內推擠，同時垂直按壓髕骨邊緣疼痛點，力量由輕到重，反覆 4 ～ 5 次。每次操作 20 ～ 30 秒鐘，每日操作 1 次，8 ～ 10 天為 1 個療程。

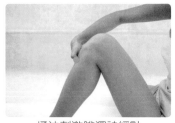
揉法刺激腓深神經點

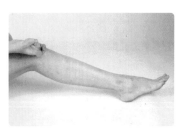
點沖法刺激腓總神經點

【原理】

　　刺激上述神經幹刺激點，能夠改善膝關節局部血液循環，改善營養供應，減輕局部骨質增生情況；同時增加局部神經適應性，緩解疼痛和功能障礙。

【日常生活小叮嚀】

（1）病情嚴重，應臥床休息，不可參與勞動。

（2）每天堅持做適量的運動鍛鍊，如膝關節的伸屈運動，以改善膝關節的活動範圍。

（3）合理飲食，避免酸性物質攝取過量，並且注意鈣的補充。

（4）體重過胖應適當減肥，減輕膝關節的負擔。

小腿抽筋 ——小腿肌肉自發性痙攣所產生

　　小腿部主要肌肉為腓腸肌。小腿抽筋，主要是小腿部神經肌肉異常興奮，腓腸肌突然間痙攣，局部疼痛難忍，無法直立，腿部彎曲以緩解症狀，發作時間一般很短，在數分鐘之內會自行緩解，發作次數可因人而異。此病屬臨床常見疾病，正常人若偶有發生，可不需要治療，若反復發作，需儘快進行治療，以免肌肉的拉傷，甚至骨折。

　　小腿抽筋的主要原因可能為：腿部肌肉運動量過大或用力過度，導致腿部肌肉的緊張狀態不能很快恢復；或是由於患者體內缺鈣、鎂等元素；或是由於局部受寒；或是由於患者腿部靜脈曲張或深部靜脈血栓，長時間保持某種姿勢，腿部靜脈受壓，回流受阻，造成血流瘀滯，當血液瘀滯達到一定程度時，則會引起腿部肌肉的痙攣。

一、傳統經穴指壓療法

【選穴】

委陽、委中、承筋、承山、飛揚、跗陽、崑崙

【定位】

委陽：膕橫紋外側端，當股二頭肌腱的內側。

委中：膕窩橫紋中央。

承筋：委中直下 5 寸，腓腸肌肌腹中央。

承山：腓腸肌兩肌腹之間凹陷的頂端。

飛揚：昆侖穴直上 7 寸。

跗陽：昆侖穴直上 3 寸。

昆侖：外踝高點與跟腱之間凹陷中。

【操作】

　　先以揉法對以上各個經穴依次按揉，放鬆為主，力量適中，每穴 10 ～ 20 秒鐘左右，隨以切法重按各經穴，每穴 10 ～ 20 秒鐘左右，最後以點沖法沿經穴分佈線，用較為輕快的手法結束，以局部放鬆輕快為宜。每日操作 1 次，8 ～ 10 天為 1 個療程。

【原理】

　　足太陽經過小腿中部，是抽筋發生的部位，根據經絡的循行取穴進行治療，可疏筋解痙、活血止痛。先以適中的手法進行放鬆，緩解肌肉的痙攣。再

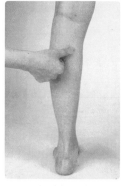
揉法刺激承筋穴

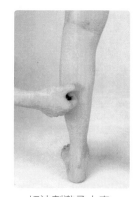
切法刺激承山穴

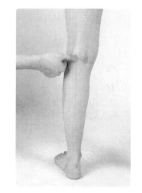
切法刺激委陽穴

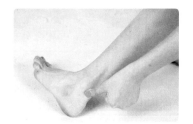
揉法刺激昆侖穴

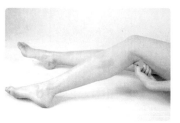
點沖法刺激委中穴

用較重的手法對經絡進行重刺激，使治療效果滲透性更強。最後以較輕快的手法結束，疏通筋絡。

二、人體神經幹刺激點指壓療法

【選穴】

坐骨神經點、脛神經點、腓總神經點、腓深神經點、腓淺神經點

【定位】

坐骨神經點：坐骨結節與股骨大轉子
連線的中、內 1/3 交界
處，或臀橫紋與膕窩連
線中點。

脛神經點：膕窩中點下 2 寸。

腓總神經點：腓骨小頭後下緣。 腓深

神經點：外膝眼下 3 寸，脛骨外緣 1
橫指。

腓淺神經點：腓骨小頭下 2 寸。

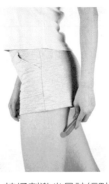 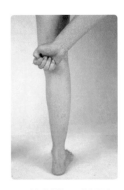

按揉刺激坐骨神經點　　叩法刺激脛神經點

【操作】

先以揉法對每個神經幹刺激點依次按揉，放鬆為主，力量適中，每穴
10 ～ 20 秒鐘左右，隨以切法、叩法、點沖法重按各刺激點，每穴 10 ～ 20 秒
鐘左右，以局部酸痛為主。每日操作 1 次，8 ～ 10 天為 1 個療程。

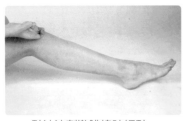 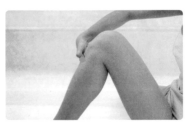

點沖法刺激腓總神經點　　　　　揉法刺激腓深神經點

【原理】

小腿抽筋多是肌肉不自主緊張所致，主要涉及的神經均在小腿部位，選擇
小腿部的主要神經進行大量的強刺激，可以緩解肌肉的痙攣，放鬆肌肉，同時
經絡通則痛止，可達到較好的治療效果。

【日常生活小叮嚀】

（1）平時注意鈣的攝取，均衡飲食。

（2）穿合適的鞋子，避免肌肉的痙攣。

（3）避免長時間的站立，減少腿部的承重。

（4）注意腿部的保暖，避免冬季室溫較低、睡眠時被子過薄或腿腳露在被子外受寒、寒涼水洗腳等。

足跟痛 —— 足跟部受慢性勞損所致

　　足跟痛是以足跟部疼痛命名的疾病，是指跟骨結節周圍由慢性勞損所引起的以疼痛及行走困難為主的病症，常伴有跟骨結節部骨刺形成。患者多表現為足跟部一側或兩側疼痛，不紅不腫，行走不便。多為足跟的骨質、關節、滑囊、筋膜等處發生病變，以蹠筋膜炎最為常見，往往發生在久立或多行者，長期、慢性輕傷引起亦可見，表現為跟骨下方偏內側的筋膜附著處骨質增生及壓痛，側位元 X 射線片可顯示跟骨骨刺。

　　但是有骨刺不一定有足跟痛，蹠筋膜炎不一定有骨刺。中醫學認為，肝主筋、腎主骨，肝腎虧虛，筋骨失養，複感風寒濕邪或慢性勞損可導致經絡瘀滯，氣血運行受阻，使筋骨肌肉失養而發病。

一、傳統經穴指壓療法

【選穴】

三陰交、陰陵泉、太溪、照海、然谷、昆侖、僕參

【定位】

三陰交：內踝高點上 3 寸，脛骨內側面的後緣。

陰陵泉：脛骨內側髁下緣凹陷中。

太溪：內踝與跟腱之間凹陷中。

照海：內踝高點正下緣凹陷中。

然谷：內踝前下方，足舟骨粗隆下緣凹陷中。

昆侖：外踝高點與跟腱之間凹陷中。

僕參：昆侖穴直下，跟骨外側，赤白肉際處。

【操作】

　　先用揉法按揉以上各經穴 10 ～ 20 秒鐘，續以在疼痛點的周圍用壓刮法 2 分鐘，最後用叩法，在疼痛點的周圍輕叩 2 分鐘，手法宜輕快，不宜過重。每日操作 1 次，8 ～ 10 天為 1 個療程。

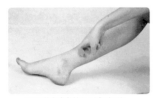

壓刮法刺激三陰交穴

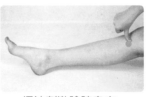

揉法刺激陰陵泉穴

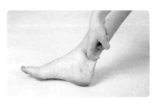

壓刮法刺激太溪穴

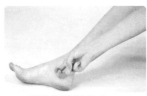

叩法刺激然谷穴

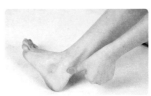

揉法刺激昆侖穴

【原理】

　　三陰交穴是十總穴之一，陰陵泉是除濕大穴，刺激這兩個穴位可以疏通全身的經絡，祛除風濕、瘀阻所致的疼痛；其他穴位均位於足跟附近，經常刺激這些穴位，可以疏通腳跟附近的經絡，改善腳跟痛。

二、人體神經幹刺激點指壓療法

【選穴】

股神經點、脛神經點、腓總神經點、腓深神經點、腓淺神經點

【定位】

股神經點：腹股溝韌帶下 1 寸，股動脈外緣。

脛神經點：膕窩中點下 2 寸。

腓總神經點：腓骨小頭後下緣。

腓深神經點：外膝眼下 3 寸，脛骨外緣 1 橫指。

腓淺神經點：腓骨小頭下 2 寸。

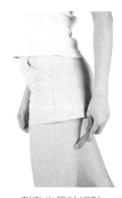

刺激坐骨神經點

【操作】

　　先用揉法、點沖法刺激每個神經幹刺激點 10 ～ 20 秒鐘，續以在疼痛點的周圍用壓刮法 2 分鐘，最後用叩法，在疼痛點的周圍輕叩 2 分鐘，手法宜輕快，不宜過重。每日操作 1 次，8 ～ 10 天為 1 個療程。

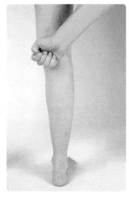
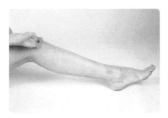
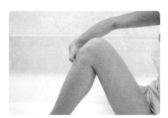

叩法刺激脛神經點　　　點沖法刺激腓總神經點　　　揉法刺激腓深神經點

【原理】

　　刺激上述神經幹刺激點，能夠有效緩解局部神經的刺激症狀，緩解局部肌肉緊張，改善局部血液循環，促進局部炎性滲出物的吸收，從而改善症狀，促進本病的痊癒。

【日常生活小叮嚀】

（1）如果疼痛較劇烈，亦可在神門貼壓耳豆，以增強刺激。

（2）按摩時使心情放鬆，注意力集中於足部，有助於提高治療效果。

（3）威靈仙外用敷腳跟法：威靈仙 5 ～ 10 克（搗碎）、陳醋適量，調成膏狀，備用。先將患足浸泡熱水中 5 ～ 10 分鐘，擦乾後將藥膏敷於足跟，外用布繃帶包紮，晚上休息時，可將患足放在熱水袋上熱敷。每 2 天換藥 1 次。可以有效緩解足跟疼痛症狀。

（4）盡可能穿平底鞋，高跟鞋會增加腳跟的負擔，容易引起足跟疼痛。

╱橈骨莖突部狹窄性腱鞘炎
──多發於長期腕部操作者 ╱

腱鞘炎又稱狹窄性腱鞘炎，在指、趾、腕、踝等部位均可發生，但以橈骨莖突部最為多見，是中青年的易發病，多發於經常用腕部操作的勞動者，如瓦工、木工、家庭婦女等，女性多於男性，屬於職業性勞損範圍。

橈骨莖突部狹窄性腱鞘炎是因拇長展肌腱與拇短展肌腱的腱鞘發炎，由於肌腱的腫脹受壓，腱鞘內張力增加，因此在腱鞘部位，即橈骨莖突處產生腫脹疼痛。本病的主要症狀為：患者橈骨莖突部疼痛，初起較輕，逐漸加重，可放射至手或肩、臂部，嚴重時局部有酸脹感或燒灼感，遇寒冷刺激或拇指活動時疼痛加劇。

一、傳統經穴指壓療法

【選穴】

手三里、偏曆、陽溪、列缺、合谷、阿是穴

【定位】

手三里：在前臂背面橈側，當陽溪與曲池連線上，肘橫紋下 2 寸。

偏曆：屈肘，在前臂背面橈側，當陽溪與曲池連線上，腕橫紋上 3 寸。

陽溪：在腕背橫紋橈側，手拇指向上翹起時，當拇短伸肌腱與拇長伸肌腱之間的凹陷中。

列缺：在前臂橈側緣，橈骨莖突上方，腕橫紋上 1.5 寸處。當肱橈肌與拇長展肌腱之間。

合谷：在手背，第 1、第 2 掌骨間，當第 2 掌骨橈側的中點處。

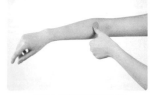

揉法刺激手三里穴

【操作】

以和緩的揉法、叩法操作上述穴位及局部疼痛點，每個穴位操作 10 ～ 20 秒鐘；然後以刺激較重的壓刮法操作，每個穴位 10 ～ 20 秒鐘，配合局部關節的被動運動；最後以循法、叩法操作局部 2 分

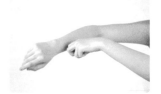

叩法刺激偏曆穴

鐘後結束操作。每日操作 1 次，8 ～ 10 天為 1 個療程。

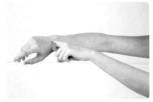
壓刮法刺激陽溪穴

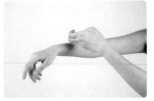
叩法刺激列缺穴

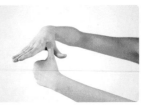
揉法刺激合谷穴

【原理】

　　刺激上述穴位，具有通經活絡、祛除局部濁氣、通利關節、消炎止痛的功效，可以有效緩解此病引起的肩臂痛、上肢麻痹等症狀。

二、人體神經幹刺激點指壓療法

【選穴】

橈神經點、正中神經點、尺神經點

【定位】

橈神經點：肩峰與肱骨外上髁連線中點。

正中神經點：臂內側肱二頭肌內側溝上、中 1/3 交界處。

尺神經點：肘尖和肱骨內上髁之間的尺神經溝中。

【操作】

　　先用揉法按揉每個神經幹刺激點 10 ～ 20 秒鐘，續以在疼痛點的周圍用壓刮法 2 分鐘，最後用叩法，在疼痛點的周圍輕叩 2 分鐘，手法宜輕快，不宜過重。每日操作 1 次，8 ～ 10 天為 1 個療程。

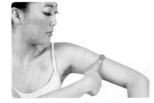
揉法刺激橈神經點

【原理】

　　刺激上述神經幹刺激點，能夠有效消除局部水腫，松解局部粘連，減輕局部炎性反應，緩解疼痛和功能障礙，從而促進本病的痊癒。

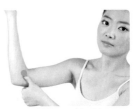
揉法刺激尺神經點

【日常生活小叮嚀】

（1）工作時，注意保護關節，不可過分用力，以免受傷。

（2）平時患側不應做大量工作，應勞逸結合，給予適當的休息。

（3）炎性包塊破損後，注意防止感染，加重病情。

（4）病情嚴重時，需要使用腕托。

腳麻 ——腳部經絡和血液循環受阻所致

　　腳麻是較為常見的一種症狀，主要表現為腳部發麻發木，對冷、熱、觸摸等刺激反應遲鈍，甚至走路感覺腳部無力等。腳部發麻原因較多，如頸椎病、腰椎病引起的上肢麻木和腿麻木，這種四肢分散麻木出現的情況是局部神經受到了刺激，如頸椎病、腰椎間盤突出等疾病最為常見。

　　椎間盤壓迫神經可導致人體行動不便，甚至大小便失禁等。頸椎引起的腳麻可能是頸椎的骨質增生壓迫了頸部脊髓神經，導致腳麻；或者由於局部血液的迴圈受阻，時間長了，細胞供氧不足，一旦血液回流，會出現部分神經發麻；或是患有糖尿病、神經炎引起的腳部麻木；或是腦血栓導致腦部神經受壓損傷導致腳麻等。

一、傳統經穴指壓療法

【選穴】

環跳、委中、承山、昆侖、太溪、太沖、湧泉、解溪

【定位】

環跳：在股外側部，側臥屈股，當肌骨大轉子最凸點與　管裂孔連線的外 1/3
　　　與中 1/3 交點處。

委中：膕橫紋中點，當股二頭肌腱與
　　　半腱肌肌腱的中間。

承山：在小腿後面正中，委中與昆侖
　　　之間，當伸直小腿或足跟上提
　　　時腓腸肌肌腹下出現三角形凹
　　　陷處。

昆侖：在足部外踝後方，當外踝尖與
　　　跟腱之間的凹陷處。

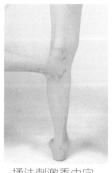 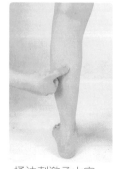

揉法刺激委中穴　　揉法刺激承山穴

太溪：在足內側，內踝後方，當內踝尖與跟腱之間的凹陷處。

太沖：在足背側，當第 1 蹠骨與第 2 蹠骨間隙的後方凹陷處。

湧泉：在足底部，卷足時足前部凹陷處，約當足底 2、3 趾趾縫紋頭端與足跟連線的前 1/3 與後 2/3 交點上。

解溪：在足背與小腿交界處的橫紋中央凹陷中，當拇長伸肌腱與趾長伸肌腱之間。

【操作】

　　上述穴位中，湧泉、昆崙、太溪穴以壓刮法操作每個穴位 10 ～ 20 秒鐘，其餘穴位以揉法操作每個穴位 10 ～ 20 秒鐘，以局部感覺酸脹為主。每日操作 1 次，8 ～ 10 天為 1 個療程。

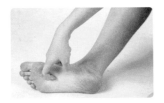
壓刮法刺激湧泉穴

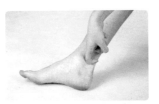
壓刮法刺激太溪穴

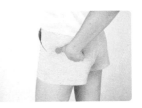
揉法刺激環跳穴

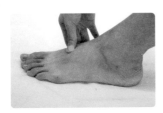
揉按法刺激太沖穴

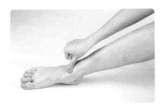
揉法刺激解溪穴

【原理】

　　腳麻大多是經絡和血液循環受阻所致，上述穴位所在經絡的起止點均在腳上，刺激這些穴位可疏通腳部的經絡，促進腳部的血液循環，緩解腳麻症狀。

二、人體神經幹刺激點指壓療法

【選穴】

腓總神經點、脛神經點、坐骨神經點、腰神經根點

【定位】

　　腓總神經點：腓骨小頭後下緣。脛神經點：膕窩中點下 2 寸。坐骨神經點：坐骨結節與股骨大轉子連線的中、內 1/3 交界處，或臀橫紋與膕窩連線中點。腰神經根點：各腰椎棘突之間旁開 1 寸。

【操作】

　　先用揉法按揉每個神經幹刺激點 10 ～ 20 秒鐘；續以點沖法在每個刺激點操作 10 ～ 20 秒鐘，以局部感覺酸脹為主；最後用叩法在腳部的麻木部位叩擊 2 分鐘，手法宜輕快，不宜過重。每日操作 1 次，8 ～ 10 天為 1 個療程。

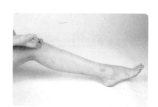
點沖法刺激腓總神經點

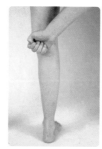
叩法刺激脛神經點

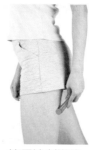
按壓法刺激坐骨神經點

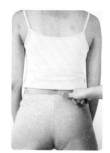
揉法刺激腰神經點

【原理】

　　刺激上述神經幹刺激點，能夠有效刺激腳部分部的各個神經幹，激發局部神經的功能，促進局部血液循環和營養供應，從而改善局部發麻的症狀。

【日常生活小叮嚀】

（1）注意飲食調養，多吃富含維生素 C、鐵及蛋白質的食物，如山楂、番茄、苦瓜、豬肝、瘦肉、蛋類、乳類等。

（2）多運動，如慢跑、太極拳、爬山等。

（3）常以溫熱水泡腳，並配合局部的按摩等。

三、婦科男科疾病

痛經——女性常見的生理痛

　　痛經是指婦女在經期前後或月經期間，出現小腹或背腰部疼痛，甚至痛及腰酸，重者可伴面色蒼白、噁心嘔吐、冷汗淋漓、手足厥冷，甚至昏厥等症狀的一種病症。目前臨床常將其分為原發性和繼發性兩種，「原發性痛經」多指生殖器官無明顯病變者，故又稱「功能性痛經」，多見於青春期、未婚及已婚未育者。此種痛經在正常分娩後疼痛多可緩解或消失。「繼發性痛經」多因生殖器官有器質性病變所致。

一、傳統經穴指壓療法

【選穴】
天樞、氣海、關元、中極、子宮、三陰交
【定位】
天樞：臍旁 2 寸。
氣海：臍下 1.5 寸。
關元：臍下 3 寸。
中極：臍下 4 寸。
子宮：女子臍下 4 寸，旁開 3 寸。
三陰交：內踝尖上 3 寸，脛骨內側面後緣。
【操作】
　　上述每個經穴以揉法、點沖法操作 5 ～ 10 秒鐘，以患者能夠承受且局部產生酸脹感覺為主。每日操作 1 ～ 2 次，8 ～ 10 天為 1 個療程。或以橫摩法，溫裡散寒止痛。
【原理】
　　刺激以上穴位可調沖任之氣、溫通經絡、理氣和血、通經止痛等，經常刺激能夠明顯緩解行經疼痛症狀。

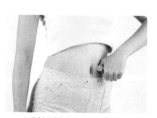
點沖法刺激天樞穴

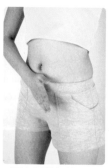
揉法刺激氣海穴

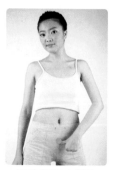
揉法刺激中極穴

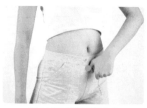
點沖法刺激關元穴

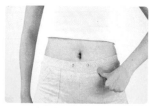
揉法刺激子宮穴

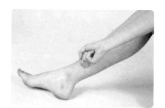
點沖法刺激三陰交穴

二、人體神經幹刺激點指壓療法

【選穴】

腓深神經點、腰神經根點、骶神經點

【定位】

腓深神經點：外膝眼下 3 寸，脛骨外緣 1 橫指。

腰神經根點：各腰椎棘突之間旁開 1 寸。

骶神經點：由兩髂後上棘連線距正中線 2.5 釐米處直上 1.2 釐米為第 1 骶後孔位置，由該點向同側骶骨角外側緣引一直線，在該線上距第 1 骶後孔 2.5 釐米為第 2 骶後孔，距第 2 骶後孔 2 釐米為第 3 骶後孔，距第 3 骶後孔 1.5 釐米為第 4 骶後孔的位置。

【操作】

上述每個神經幹刺激點以揉法、捫法、叩法刺激 10 ～ 20 秒鐘，以局部感覺酸脹為主。每日操作 1 次，8 ～ 10 天為 1 個療程。

【原理】

　　用揉法和推法操作於腓深神經點、腰神經根點、骶神經點對於改善行經疼痛有很好的效果。

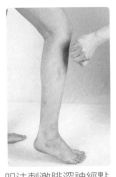
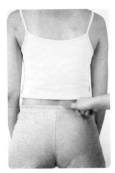

叩法刺激腓深神經點　　揉法刺激腰神經點

【日常生活小叮嚀】

（1）嚴重的痛經，應在疼痛（月經）開始前兩天進行按摩，直到疼痛結束。疼痛發作時可不拘於次數限制。

（2）如果是由生殖器官有器質性病變所引起的繼發性痛經，應配合藥物及其他治療手段，以防延誤病情。

（3）注意保暖，尤其是經期要防寒避濕，避免淋雨、涉水、游泳、喝冷飲等，尤其要防止下半身受涼。

月經失調——婦科常見病，生活作息不正常易好發

　　月經失調，表現為月經週期或出血量的異常，或是月經前、經期時的腹痛及全身症狀。現代醫學認為：月經失調的病因可能是器質性病變或是功能失常，如血液病、高血壓病、肝病、內分泌病、流產、宮外孕、生殖道感染、腫瘤（如卵巢腫瘤、子宮肌瘤）等均可引起月經失調。

　　中醫學認為：月經失調主要有外感六淫，內傷七情，以及飲食、起居、環境的改變等病機因素，其機理與肝、脾、腎及沖任等臟腑經脈功能失常，氣血陰陽失調有關，婦女「血少氣多」的生理特點也可引起月經不調。治療月經失調，一般會從補腎、扶脾、疏肝、調理氣血著手。中醫認為：經水出於腎，故調理月經的根本在於補腎。通過調理使得腎氣充足，精血旺盛，則月經自然通調。脾的功能是化生血液，補脾胃可以充足身體的血源。而疏肝理氣的目的則在於調暢氣機，疏通氣血，如果氣血調和，則月經通調。

一、傳統經穴指壓療法

【選穴】

關元、氣海、歸來、血海、三陰交

【定位】

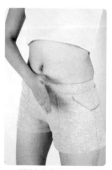

揉法刺激氣海穴

關元：臍下 3 寸

氣海：臍下 1.5 寸

血海：屈膝，在髕骨內上緣 2 寸，當股四頭肌內側頭的隆
　　　起處。

歸來：在下腹部，把肚臍和恥骨聯合連線 5 等分，恥骨聯
　　　合上 1 等分處旁開 2 寸處。

三陰交：在小腿內側，內踝尖上 3 寸，脛骨內側緣後方。

【操作】

　　上述每個經穴以按揉法操作 5 ～ 10 秒鐘，以產生酸
脹感覺為主。每日操作 1 ～ 2 次，8 ～ 10 天為 1 個療程。
或以摩法，改善月經不調。

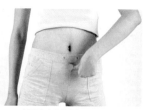

揉法刺激關元穴

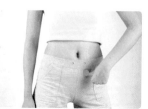

揉法刺激歸來穴

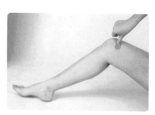

揉法刺激血海穴

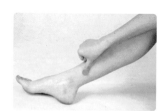

揉法刺激三陰交穴

【原理】

　　以上穴位均是調理子宮疾患、月經不調的重要穴位，具有暖宮調經、理氣
止痛、理血調經的作用，經常刺激上述穴位可改善子宮脫垂、月經不調等婦科
疾病。

二、現代人體反射區指壓療法

1. 足部反射區指壓療法

【選穴】

腎、子宮、生殖腺（卵巢）、下腹部

【定位】

腎：雙腳掌第 2、第 3 蹠骨近端，相當於腳掌人字形交叉後方的凹陷、腎上腺
　　反射區的下面。

子宮：雙腳跟內側、內踝後下方的三角區域。子宮的敏感點在三角形直角頂點
　　　附近，子宮頸的敏感點在三角形斜邊上段。

生殖腺（卵巢）：雙腳外踝下方與跟腱前方的三角形區域（與子宮的反射位置
　　　　　　　　相對稱），卵巢的敏感點在三角形直角頂點附近。

下腹部：雙腳外踝骨後方向上延伸 4 橫指、呈一帶狀凹陷區域處。

【操作】

　　上述每個反射區以壓刮法、揉推法操作 5 ～ 10 秒鐘，以局部感覺酸脹為
主。每日操作 1 次，8 ～ 10 天為
1 個療程。

【原理】

　　腎主骨生髓，主生殖發育，
婦女月經失調主要與腎臟及生殖
腺關係密切，故選取與其有關的
相應部位進行治療，能有效調理
月經失調。

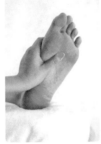
推法刺激腎反射區

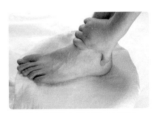
揉法刺激生殖腺反射區

2. 手部反射區指壓療法

【選穴】

腎、生殖腺（卵巢）、子宮、腹股溝

【定位】

腎：位於雙手掌中央。

生殖腺（卵巢）：位於雙手掌根部橫紋中點，舟骨、月骨、頭狀骨之間。

子宮：位於雙手掌根部橫紋中點兩側帶狀區域，在舟骨、月骨、頭狀骨骨面上。

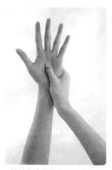
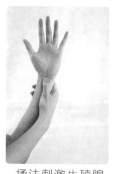
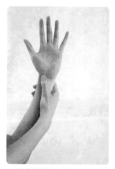

揉法刺激腎反射區　　揉法刺激生殖腺　　揉按法刺激子宮
　　　　　　　　　　反射區　　　　　　反射區

腹股溝：位於雙手腕橈側橫紋處，橈骨頭凹陷處。

【操作】

　　上述每個反射區以捏法、揉法和壓刮法的手法操作 5 ～ 10 秒鐘，以局部感覺酸脹為主。每日操作 1 次，8 ～ 10 天為 1 個療程。

【原理】

　　手部反射區相應部位的選取與足部大致相同，原理也大致相同。

【日常生活小叮嚀】

（1）起居有常，避免熬夜影響正常生理週期。

（2）心態平和，保持精神愉快，避免精神刺激和情緒激動。

（3）適當從事全身運動，鍛鍊體魄，如游泳，跑步，每週進行 1 ～ 2 次，每次 30 分鐘。

（4）多食用一些有減壓作用的食物，如香蕉、捲心菜、蝦、巧克力、火腿、玉米、番茄等。

慢性盆腔炎 —— 易造成不孕症的原因之一

　　慢性盆腔炎是指女性內生殖器及其周圍結締組織、盆腔腹膜的慢性炎症。其主要臨床表現為：月經紊亂、白帶增多、腰腹疼痛及不孕不育等，如已形成慢性附件炎，則可觸及腫塊。慢性盆腔炎是十分常見的婦科疾病，其範圍主要局限於輸卵管、卵巢和盆腔結締組織，常見的有以下類

型：輸卵管炎、輸卵管積水與輸卵管卵巢囊腫、慢性盆腔結締組織炎等。

　　慢性盆腔炎往往是急性期治療不徹底遷延而致，因其發病時間長，病情較頑固，外陰部的細菌可以逆行感染，通過子宮、輸卵管而到達盆腔。本病屬中醫婦科的帶下病、癥瘕、痛經等範圍。中醫認為本病是久病正氣虧虛，邪毒滯留形成正虛邪實的病證。

一、傳統經穴指壓療法

【選穴】

帶脈、中極、子宮、氣海、關元、足三里、三陰交

【定位】

帶脈：第 11 肋游離端垂線與臍水平線的交點上。

中極：臍下 4 寸。

子宮：女臍下 4 寸，旁開 3 寸。

氣海：臍下 1.5 寸。

關元：臍下 3 寸。

足三里：膝眼穴下 3 寸，脛骨前脊外 1 橫指處。

三陰交：內踝高點上 3 寸，脛骨內側面的後緣。

【操作】

　　上述每個經穴以揉法操作 5 ～ 10 秒鐘，以局部感覺酸脹為主。每日操作 1 次，8 ～ 10 天為 1 個療程。

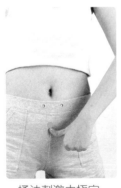
揉法刺激中極穴

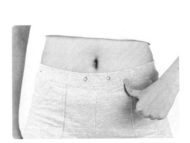
揉法刺激子宮穴

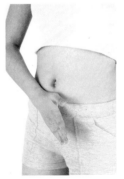
揉法刺激氣海穴

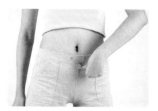
揉法刺激關元穴

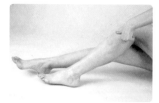
揉法刺激足三里穴

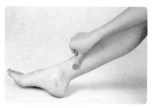
揉法刺激三陰交穴

【原理】

　　慢性盆腔炎常為急性盆腔炎未能徹底治療遷延而來。臨床上慢性盆腔炎全身症狀多不明顯，有時可有低熱，易感疲乏。病程時間較長者，部分患者可有神經衰弱症狀，如精神不振、全身不適、失眠等。當患者抵抗力差時，易有急性或亞急性發作。慢性炎症形成的瘢痕粘連以及盆腔充血，可引起下腹部墜脹、疼痛及腰　部酸痛。常在勞累及月經前後加劇，以揉法輕輕按揉以上穴位對該病有很好的療效。同時，作為女性，平時應多注意經期前後衛生，注意保暖，不要受涼，保持良好心情。

二、 人體神經幹刺激點指壓療法

【選穴】

骶神經點、腰神經根點

【定位】

骶神經點：由兩髂後上棘連線距正中線 2.5 釐米處直上 1.2 釐米為第 1 骶後孔位置，由該點向同側骶骨角外側緣引 1 直線，在該線上距第 1 骶後孔 2.5 釐米為第 2 骶後孔，距第 2 骶後孔 2 釐米為第 3 骶後孔，距第 3 骶後孔 1.5 釐米為第 4 骶後孔的位置。

腰神經根點：各腰椎棘突之間旁開 1 寸。

【操作】

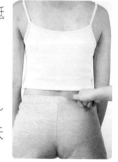

　　上述每個神經幹刺激點以揉法、捫法、叩法刺激 10 ～ 20 秒鐘，以局部感覺酸脹為主。每日操作 1 次，8 ～ 10 天為 1 個療程。

揉法刺激腰神經點

【原理】

　　慢性盆腔炎按摩時應採用輕揉法點揉骶神經點、腰神經根點，不宜用力，效果明顯。以上神經點均位於腰部附近，經常刺激可疏通腰腹部的神經通路，改善慢性盆腔炎引起的腰腹痛。

【日常生活小叮嚀】

（1）要注意個人衛生，勤換內褲及衛生棉。

（2）避免受風寒，不宜過度勞累。

（3）多食清淡或有營養的食物，例如奶類、豆製品、蔬菜等。避免酸性、辛辣刺激性、甜膩厚味類的食物。

（4）節制性生活，注意避孕，防止細菌再次侵入，加重病情。

乳腺增生 —— 女性內分泌失調所引起

　　乳腺增生是指乳腺上皮和纖維組織增生，乳腺組織導管和乳小葉在結構上的退行性病變及進行性結締組織的生長，其發病機理主要是由於內分泌激素失調。乳腺增生是女性最常見的乳房疾病，應提前預防。此病的臨床表現以乳腺腫塊，乳腺疼痛為基本表現，大約 80% 的患者有乳房疼痛的症狀，多雙側，也可單側疼痛。

　　疼痛性質分為脹痛、刺痛、竄痛、隱痛或觸痛。乳房疼痛的表現常不穩定，在月經前可加重，也常在情緒變化、勞累、天氣變化時加重。中醫學稱乳腺增生為「乳癖」。中醫認為，情志不暢，肝氣不得正常疏瀉而致氣滯血瘀凝結，沖任不調者，常伴有月經紊亂，面部出現色斑等症狀。現代醫學認為，婚育不當、飲食不潔、環境污染和遺傳因素是乳腺發病的主要原因。

一、傳統經穴指壓療法

【選穴】

膻中、乳根、屋翳、期門、太沖、豐隆

【定位】

膻中：前正中線上，平第 4 肋間隙。

乳根：乳頭直下，第 5 肋間隙，前正中線旁 4 寸處。

屋翳：在第 2 肋間隙，前正中線旁開 4 寸。

期門：乳頭直下，第 6 肋間隙。

太沖：足背，第 1、第 2 蹠骨結合部之前凹陷中。

豐隆：外踝尖上 8 寸，條口穴外 1 寸，脛骨前脊外 2 橫指處。

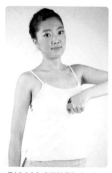
點沖法刺激膻中穴

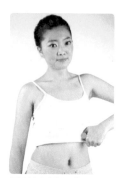
點沖法刺激乳根穴

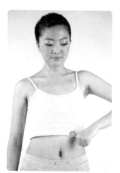
揉法刺激期門穴

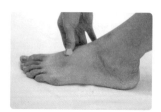
揉按法刺激太沖穴

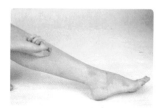
點沖法刺激豐隆穴

【操作】

　　上述每個經穴以揉法、點沖法操作 5～10 秒鐘，以局部感覺酸脹為主。每日操作 1 次，8～10 天為 1 個療程。

【原理】

　　本病的症狀主要以乳房週期性疼痛為特徵。一般來說，女性多愁善感，一不順心則致心肝之火勃然而起，而肝經又通乳房而循行兩脅，因此可導致氣郁痰凝於乳。所以，中醫一般採用舒肝解鬱、行氣化痰的方法治療。另外，還可以配合應用一些「補氣藥」，可行血中之氣，因而治乳疾效果最好。

二、人體神經幹刺激點指壓療法

【選穴】

肌皮神經點、胸神經根點、脊髓點

【定位】

肌皮神經點：胸大肌前下緣遞止於肱骨處，肱二頭肌長、短頭之間。

胸神經根點：各胸椎棘突之間旁開 1 寸。

脊髓點：第 2 腰椎以上的各脊椎棘突之間（多用於下頸段及胸段）。選取各脊
　　　　髓點時，須按照脊髓節段與脊椎棘突之間的位置關
　　　　係確定。

【操作】

　　上述每個神經幹刺激點以捫
法、叩法刺激 10 ～ 20 秒鐘，以
局部感覺酸脹為主。每日操作 1
次，8 ～ 10 天為 1 個療程。

【原理】

　　以上神經幹刺激點均分佈在
胸部，經常刺激可疏通胸部的神
經通路，舒筋活血，解除胸部疲勞、保持乳房的生理活性，消除乳房腫塊，減
輕乳房疼痛感。

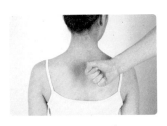
叩法刺激胸神經點

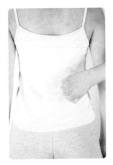
叩法刺激脊髓點

【日常生活小叮嚀】

（1）心態平和，避免過度的精神壓力。

（2）忌食生冷、油膩、發腥、辛辣以及含有雌激素的食物。

（3）不嗜菸酒，適當運動。

（4）注意防止乳房外傷。

遺精是指不因性交而精液自行泄出，有生理性與病理性的不同。中醫將精液自遺現象稱遺精或失精。生理性遺精是指未婚青年或婚後分居，無性交的射精。一般 2 週或更長時間遺精 1 次，不引起身體任何不適。陰莖勃起功能正常，可以無夢而遺，也可有夢而遺。病理性遺精比較複雜，諸多病因均可引起。中醫認為，遺精常見病機有腎氣不固、腎精不足而致腎虛不藏。病因可由勞心過度、妄想不遂造成相火偏亢；或飲食不節、醇酒厚味，積濕生熱，濕熱下注也是重要成因。

一、傳統經穴指壓療法

【選穴】

百會、腎俞、氣海、關元、志室、足三里、三陰交、太溪等穴

【定位】

百會：頭頂正中心，兩耳角直上連線中點。

腎俞：第 2 腰椎棘突下，旁開 1.5 寸。

氣海：臍下 1.5 寸。

關元：臍下 3 寸。

志室：第 2 腰椎棘突下，旁開 3 寸。

足三里：膝眼穴下 3 寸，脛骨前脊外 1 橫指處。

三陰交：內踝高點上 3 寸，脛骨內側面的後緣。

太溪：內踝與跟腱之間凹陷中。

【操作】

上述每個經穴以揉法、點沖法操作 1 分鐘，以局部感覺酸脹為主。每日操作 1 次，8～10 天為 1 個療程。

【原理】

隨著人們生活條件的改善，一些人恣食膏粱厚味，以酒為漿，以妄為常，生活無規律，體形過於肥胖，濕熱痰火由脾虛而內生，沿三焦之道而下注於膀胱、腎，擾動精室而遺泄。另外，雜念妄想不遂，或勞心過度，心火亢盛，心

陰暗耗，心火不能下交於腎，腎水不能上濟於心，水虧火旺，心腎不交，擾動
精室而致遺泄。

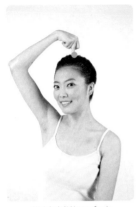

揉法刺激百會穴

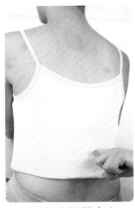

點沖法刺激腎俞穴

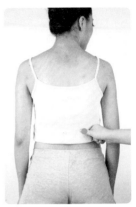

揉法刺激志室穴

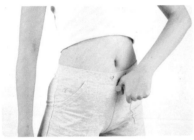

點沖法刺激關元穴

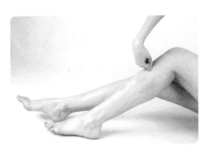

點沖法刺激足三里穴

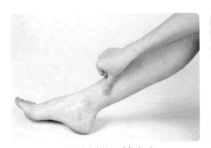

揉法刺激三陰交穴

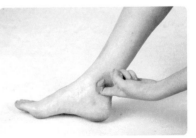

點沖法刺激太溪穴

二、人體神經幹刺激點指壓療法

【選穴】

坐骨神經點、閉孔神經點、腰神經根點

【定位】

坐骨神經點：坐骨結節與股骨大轉子連線的中、內 1/3 交界處，或臀橫紋與膕
窩連線中點。

閉孔神經點：腹股溝韌帶內 1/5 與外 4/5 交界處下 2 寸。

腰神經根點：各腰椎棘突之間旁開 1 寸。

【操作】

　　上述每個神經幹刺激點以按揉法、捫法、叩法刺激 10 ～ 20 秒鐘，以局
部感覺酸脹為主。每日操作 1 次，8 ～ 10 天為 1 個療程。

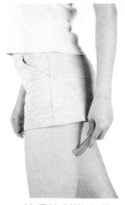
按揉法刺激坐骨
神經點

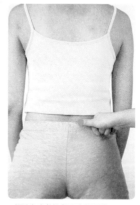
揉法刺激腰神經點

【原理】

　　中醫認為，不正常遺精是腎虛不藏精、精關不固所致，經常遺精會導致心、
肝、脾、腎等臟腑功能失調。其中，腎主封藏，藏納五臟六腑的精氣，長期頻
繁遺精會耗精傷腎，對男性健康不利。但現代醫學卻認為，精液裡的營養物質
相對較少，對男性生理健康影響非常有限，只是對心理會造成沉重的負擔。點
法作用於坐骨神經點、閉孔神經點、腰神經根點，對治療遺精能起到很好效果。

【日常生活小叮嚀】

（1）治療期間，不可淋雨、下水、受寒。

（2）不要吃生冷不易消化的食物。

（3）節制性慾，戒除手淫，保持良好心態，正確看待遺精。

（4）注意生活起居，衣褲應稍寬鬆些，夜晚不要過飽飲食。

（5）多做適當的運動，特別是下肢類的鍛鍊，例如跑步、踢足球等耐力較久
　　　的活動。

陽痿——亦稱勃起功能障礙（國際上簡稱 ED）

　　陽痿，是指在有性慾要求時，陰莖不能勃起或勃起不堅，或者雖然有勃起且有一定程度的硬度，但不能保持性交的足夠時間，因而妨礙性交或不能完成性交。陽痿分先天性和病理性兩種，前者不多見，不易治癒；後者多見，治癒率高。美國曾在普通人群中調查發現，其發病率在成年男性中占 8％；我國曾估計約占 10％。陽痿患者應該找到自身病因積極治療。

一、傳統經穴指壓療法

【選穴】

百會、期門、中極、關元、腎俞、三陰交、氣海等穴位

【定位】

百會：頭頂正中心，兩耳角直上連線中點。

期門：乳頭直下，第 6 肋間隙。

中極：臍下 4 寸。

腎俞：第 2 腰椎棘突下，旁開 1.5 寸。

三陰交：內踝高點上 3 寸，脛骨內側面後緣。

關元：臍下 3 寸。

氣海：臍下 1.5 寸。

【操作】

　　上述每個經穴以揉法操作 5 ～ 10 秒鐘，以局部感覺酸脹為主。每日操作 1 次，8 ～ 10 天為 1 個療程。

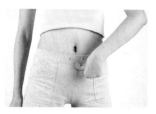

揉法刺激關元穴

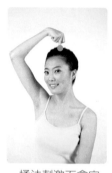
揉法刺激百會穴

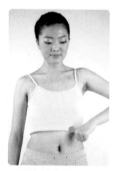
揉法刺激期門穴

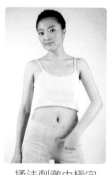
揉法刺激中極穴

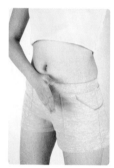
揉法刺激氣海穴

【原理】

　　思慮憂鬱，損傷心脾，則病及陽明沖脈，而胃為水穀氣血之海，以致氣血兩虛，而成陽痿。恐懼傷腎，恐則氣下，漸至陽痿不振，舉而不剛，最終導致陽痿。《景嶽全書·陽痿》說：「忽有驚恐，則陽道立痿，亦甚驗也。」指壓療法一般採用中等強度點揉百會、期門、中極、關元、腎俞、三陰交、氣海等穴位，從而起到一定的療效。

二、 人體神經幹刺激點指壓療法

【選穴】

閉孔神經點、坐骨神經點、腰神經根點

【定位】

閉孔神經點：腹股溝韌帶內 1/5 與外 4/5 交界處下 2 寸。

坐骨神經點：坐骨結節與股骨大轉子連線的中、內 1/3 交界處，或臀橫紋與膕窩連線中點。

腰神經根點：各腰椎棘突之間旁開 1 寸。

【操作】

　　上述每個神經幹刺激點以按揉 法、捫法、叩法刺激10～ 20秒鐘，以局部感覺酸脹為主。每日操作1 次，8 ～10天 為1 個療程。

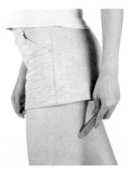 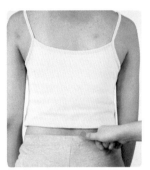

按揉法刺激坐骨神經點　　　　　揉法刺激腰神經點

【原理】

　　中醫認為，肝主筋，陰器為宗筋之匯，若情志不遂，憂思鬱怒，肝失疏泄條達，則宗筋所聚無能，如《雜病源流犀燭・前陰後陰源流》說：「又有失志之人，抑鬱傷肝，肝木不能疏達，亦致陰痿不起。濕熱下注，宗筋弛縱，可導致陽痿，經所謂壯火食氣是也。」點揉閉孔神經點、坐骨神經點、腰神經根點對治療陽痿效果明顯。

【日常生活小叮嚀】

（1）在預防方面，因起病與恣情縱欲有關，應清心寡慾，戒除手淫；如與全身衰弱、營養不良或身心過勞有關，應適當增加營養或注意勞逸結合，節制性慾。

（2）在調養方面，要樹立戰勝疾病的信心，進行適當運動強健體魄，夫妻暫時分床和相互關懷體貼，這些都有輔助治療的作用。

解密指壓
療法寶典

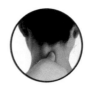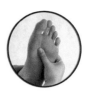

作　　　　者	劉明軍、張欣	
封 面 設 計	吳靖玟	

製　　　版　興旺彩色印刷製版有限公司
印　　　刷　鴻海科技印刷股份有限公司

發　行　人　程顯灝
總　編　輯　呂增娣
主　　　編　徐詩淵
編　　　輯　鍾宜芳、吳雅芳
美 術 主 編　劉錦堂
美 術 編 輯　吳靖玟、劉庭安
行 銷 總 監　呂增慧
資 深 行 銷　謝儀方、吳孟蓉

發　行　部　侯莉莉
財　務　部　許麗娟、陳美齡
印　　　務　許丁財
出　版　者　四塊玉文創有限公司

總　代　理　三友圖書有限公司
地　　　址　106 臺北市安和路 2 段 213 號 4 樓
電　　　話　(02) 2377-4155
傳　　　真　(02) 2377-4355
E － mail　service@sanyau.com.tw
郵 政 劃 撥　05844889 三友圖書有限公司

總　經　銷　大和書報圖書股份有限公司
地　　　址　新北市新莊區五工五路 2 號
電　　　話　(02) 8990-2588
傳　　　真　(02) 2299-7900

初　　　版　2019年07月
定　　　價　新臺幣 320 元
ＩＳＢＮ　978-957-8587-80-9(平裝)

本書繁體中文版由中國輕工業出版社授權出版

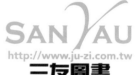
http://www.ju-zi.com.tw
三友圖書 友直 友諒 友多聞

國家圖書館出版品預行編目 (CIP) 資料

解密指壓療法寶典 / 劉明軍, 張欣著.
-- 初版 . -- 臺北市：四塊玉文創, 2019.07
　　面；　公分
ISBN 978-957-8587-80-9 (平裝)

1. 指壓 2. 按摩

413.93　　　　　　　　　　　108009970